Ser distinto no es tan raro

Ser distinto no es tan raro

Cómo tomarse la vida, la enfermedad y a uno mismo con mucho humor

Felipe Mateos

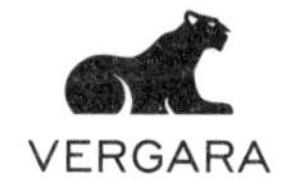

VERGARA

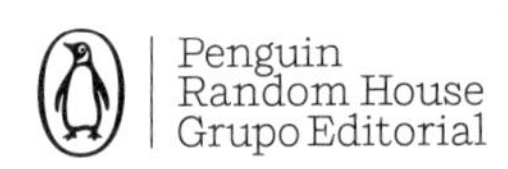

Primera edición: septiembre de 2023

Printed in Spain – Impreso en España

ISBN: 978-84-19248-63-3
Depósito legal: B-12095-2023

Compuesto en Llibresimes, S. L.

Impreso en Romanyà Valls, S. A.
Capellades (Barcelona)

VE 4 8 6 3 3

A Pipe y Carmen, por su ejemplo, su valentía y paciencia infinitas

Ah, y por ser mis padres y eso

ÍNDICE

LO DE CRECER

LO DE MADURAR

LO DE LOS ESCENARIOS

LO DE VIVIR

LO DE LA OSTEOGÉNESIS IMPERFECTA. DIARIO DE UNA FRACTURA

PRÓLOGO

A ti que estás leyendo esto. No sé exactamente qué has venido buscando, pero te agradezco que me des un voto de confianza. Al menos las primeras doscientas páginas, más o menos.

Creo que lo justo es que te ponga en contexto. Soy un tipo que aparenta ser extrovertido, pero que se alistaría voluntario en cualquier conflicto armado en ebullición con tal de no arrancar o tener la necesidad de entablar una conversación con un desconocido. Ahora imagínate a ese tipo tímido y balbuceante que te rehúye la mirada en el bar teniendo que escribir un libro para que lo lea cualquiera que quiera hacerlo. En esas estamos. Los ansiolíticos patrocinan este párrafo.

Antes de que te adentres en todo lo que viene a continuación, creo que lo justo es que te dé algunas ideas generales sobre quién soy. Aunque mientras lo hago, tenga la sensación de estar escribiendo una descripción para cualquier app de citas estándar, de esas en las que uno entra buscando un *match** a la desesperada.

Me llamo Felipe Mateos, nombre que según mi querido padre, José Felipe Mateos, venía puesto de fábrica. Sin embargo, estoy convencido de que la historia real es que no quisieron pensarlo demasiado y, ya que él se llama igual y mi abuelo fue el Felipe Mateos primigenio, decidieron continuar con esa especie de tradición extraña que hay en algunas familias de perdurar el nombre con el primogénito. No me disgusta en este caso. Me gusta mi nombre. También agradezco que mi abuelo no se llamase Eufemiano.

* Cuando dos personas se hacen tilín basándose puramente en fotos que, en la mayoría de los casos, no se corresponden con la realidad en nada.

Siguiendo con el concepto de biografía de app de citas, soy cómico, escritor, guionista y —aunque a veces lo niegue— poeta. También tengo una enfermedad rara llamada osteogénesis imperfecta, aunque se conoce como «huesos de cristal». ¿Que qué significa que tengo huesos de cristal? Que cuando me muera, iré derechito al contenedor verde, vamos.

Voy a evitar ahora clichés horteras como «me encanta viajar» o «adoro la música». Decir eso es como señalar que uno tiene cinco dedos. O dos orejas. O dos ojos. No seas capullo. Destaca si tienes seis dedos. O una oreja. O un ojo. Por cierto, yo sí tengo solo un ojo. Pero eso te lo cuento dentro del libro.

Sobre mis aficiones, pretendo ser escueto: la realidad es que soy un cinéfilo empedernido, un friki de salón y un fanático del fútbol. Posiblemente esté escribiendo esto mientras escucho música instrumental porque, si es con letra, me desconcentro. Mierda, ya he caído en el cliché de contarte un cliché. Como ves, también estoy lleno de contradicciones.

El resto de las cosas no te las puedo contar ahora o corro el riesgo de que todo lo que he escrito después de esto pierda todo tu interés (algo que, por otra parte, sería totalmente lógico).

Lo que te cuento en las siguientes páginas es un cúmulo de vivencias y reflexiones sobre lo que me ha ido ocurriendo a lo largo de mis —en el momento en que escribo esto— veintiséis años de vida.

No pretendo que me des la razón todo el rato o que pienses cosas buenistas como: «Para lo malito que está, qué bien escribe». Solo quiero agradecerte que tengas este libro entre tus manos e invitarte a que lo leas con un mínimo de interés, porque es posible que sea la cosa a la que más cariño y cuidado le he puesto nunca de todas las que haya hecho.

A mi manera de ver, te estoy invitando al salón de mi casa y ofreciéndote unas tazas de mi café favorito recién molido. ¿Te animas?

Atentamente,

Felipe Mateos

LO DE MORIR

1

AFÁN POR PERDURAR

> Las flores que saldrán por mi cabeza algo darán de aroma.
>
> JAVIER KRAHE,
> «El Cromosoma», 1981

Creo que la primera constancia que tuve del concepto «muerte» fue a los cinco o seis años. Cortesía de una profesora de religión increíble y maravillosa que tuve en el colegio y que, me atrevo a asegurar, traumatizó a más de uno y de dos compañeros.

Juraría que no me arriesgo si confirmo que uno de los mayores traumas infantiles que he tenido ha sido cortesía de esta señora. Señora de la que no digo el nombre, no por educación, sino porque no lo recuerdo. Podemos bautizarla con una referencia que conozcamos, como la profesora de la película *Matilda*, Maestra Tronchatoro.

Que el mote no te lleve a confusión. Mi Tronchatoro era más bien mayor, enjuta y arrugada. Lo cual hacía que diese más pavor. Un niño que se cría viendo los cuentos de hadas de Disney nunca sabe cuándo una señora encorvada con cara de bruja se va a enfadar y te va a pinchar en un ojo con una rueca y a dejarte inconsciente para siempre.

De todas formas, lo que sí debo hacer es reconocerle que fue una de las docentes que más me han marcado en mi vida. Ha sido una de mis mayores fuentes de escritura, pensamiento, agobio y nihilismo que he tenido jamás. De hecho, fecundó mi nihilismo cuando me inculcó en la cabeza la idea de la muerte tan a fuego y con la misma fuerza y acierto que evacuó de mí cualquier atisbo de fe.

Recuerdo que un día en clase estábamos escribiendo una y otra vez una frase que tenía que ver con Dios. No sé con exactitud qué era. Quizá algo como: «Amarás a Dios por encima de todas las cosas». Puede que fuese algo así. Sí, oficialmente diremos que era esa frase. Pues bien, mi ejercicio estaba siendo más bien este:

Amarás a dios por encima de todas las cosas.
Amarás a dios por encima de todas las cosas.
Amarás a dios por encima de todas las cosas.

En uno de sus paseos de terror para supervisar nuestro trabajo, la Tronchatoro enjuta se asomó por encima de mi hombro, vio que estaba escribiendo «Dios» con minúscula y me reprendió. No solo me gritó y me echó la bronca, también me dio una colleja que me rebotó la cabeza contra la mesa —no estoy exagerando—. Imagina el pánico de la reprimenda de un adulto que te da miedo sumado al miedo de saberte consciente de que un golpe así, con huesos de cristal, no suele acabar bien.

A nivel físico no me pasó nada. Pero psicológicamente rubricó mi ateísmo. ¿Acaso ese tipo era tan importante como para que yo me jugase una fractura de nariz por no escribir su nombre con mayúscula? Lo siento, pero ese dios no me representaba.

Que dentro del niño que yo era no hubiese en mí ningún atisbo de fe, no fue un drama. Mis padres no han sido nunca creyentes en especial y yo iba a un colegio público y laico. No era ningún problema que uno de los chavales no creyera en ningún ser superior ni en una vida idílica después de la muerte. Otro más que sumar al carro.

Cuando digo que no fue un drama, lo digo para los demás. Porque para mí lo fue cuando se asentaron los posos de mi ansiedad vital actual. ¿Cómo podía ser que alguien, cuando se muere, dice adiós y no vuelve nunca más?

Tremendo aparataje logístico se ha montado nuestra sociedad para inculcarnos la muerte a lo largo de toda nuestra vida. Yo no sé cómo te diste cuenta de que la gente un día se va y ya está, pero no suele ser algo agradable de reconocer. Qué lógico e injusto es que esa idea cale hasta las capas más profundas de un crío de unos seis años, ¿no?

A esa edad era incapaz de entender la ansiedad que me generaba esa idea nueva y abominable que acababan de sembrar en mi no tan pequeña cabeza (siempre la he tenido exageradamente grande, como cualquier dibujo animado japonés de los años noventa o dos mil).

Mi frase para intentar explicar lo que me atormentaba, sobre todo por las noches al no poder dormir, era: «Estoy pensando en cosas malas». Y tan malas. A día de hoy todavía me cuesta aceptar y comprender esa idea.

Con la vergüenza infantil del que se sabe estúpido, que siente lo que siente pero desconoce cómo gestionarlo, iba al salón o a la cama de mis padres a decirles mi frase, «Estoy pensando en cosas malas», noche sí y noche también.

Para intentar que yo estuviera bien y que, por qué no decirlo, dejase de dar por culo cada día, me compraron una lámpara de escritorio con forma de globo terráqueo que dejé encendida para dormir hasta muchos años después. Y poco a poco enterré lo que todos creían que era el miedo a la oscuridad, pero que, sin embargo, era miedo a no despertarme al día siguiente.

Ya no temo mi propia muerte. Creo que la he temido muy poco tiempo. Ahora la idealizo como un momento breve de pánico y luego la nada. Desde hace años estoy convencido de que el verdadero marrón no es para ti, que ya estás muerto y te da igual. ¿Qué más te da lo que ocurra en este mundo cuando lo dejes? Tanto si crees en el más allá como si no. El verdadero marrón es para los que se quedan. Si es que se queda alguien.

Años después, cuando ya creía enterrada la muerte en mi cabeza, esta decidió volver. Falleció un familiar mío. Un hermano de mi abuelo paterno —el Felipe primigenio—; lo llamábamos tío Pepe.

Nunca había disfrutado ninguna de sus visitas a mi casa y mira que él y su mujer lo hacían de manera relativamente habitual. Una vez al mes quizá. Y mis padres, en un afán loable de que yo saliera educado y civilizado, me obligaban a permanecer con las visitas hasta que se fueran.

A veces me escaqueaba, he de confesarlo, para irme a jugar con mi recién regalada Game Boy, por ejemplo. O para leer. O para mirar a una pared. Cualquier plan era mejor que ese porque odiaba pasar la mañana de domingo sentado en el sofá atendiendo a dos señores que me aburrían bastante. Ni siquiera disfrutaba esas visitas cuando me daban dinero al irse. ¿Tan poco valor le daban a mi ratito del domingo? Solo lo tenía una mañana de cada siete. Creo que eso vale más de cinco euros.

Pues bien, cuando este tío abuelo mío falleció, todos mis miedos sembrados por aquella Tronchatoro enjuta unos cuatro o cinco años atrás resucitaron de entre los muertos.

Mi tío Pepe no tenía hijos ni había hecho nada, que yo supiera, que hubiera sido trascendente o memorable en especial. Había llevado una buena vida, pero se había ido y no había dejado nada para que lo sobreviviera. Nuevo motivo de ansiedad desbloqueado.

Estaba yo en mi cuarto cuando fui consciente de todo esto. Y supe que algún día me iba a morir yo también y, si no espabilaba, no iba a dejar nada ni nadie que me sobreviviera lo suficiente como para que, en términos globales, trascendentales y espacio-temporales, hubiese merecido la pena vivir.

Tenía que encontrar algo que dejar por ahí en el cosmos para cuando yo la espichase. Y no había manera de saber si lo haría con ochenta años o con doce. Acababa de empezar mi carrera contrarreloj para que me recordasen por haber hecho algo.

Siempre he sido ambicioso. Siempre he querido que, si la gente se acuerda de mí después de muerto, sea porque haya hecho algo que merezca la pena. Lo que me ha llevado de manera irrefrenable a compararme constantemente con otras personas que son recordadas por algo grande y que triunfaron mucho antes que yo.

Años después de la muerte del hermano de mi abuelo, con veintidós años, escribí este poema que, en tono sarcástico, resume muy bien esa ansiedad por dejar algo que perdure y por compararse con otros que ya lo lograron:

Tengo pavor
a la meta inconclusa.

Las agujas del reloj presionan
mis costillas.

Tic, tac.
Pasa el tiempo.

Tic, tac.

Sin éxitos registrados.

Tic, tac.
Tic. Tac.

Michael Jackson bailaba ya con apenas siete años.
Picasso tenía solo trece cuando hizo su primera
exposición.
Bukowski empezó a beber a los diecisiete.
Freud era médico con veintiséis años.
Kurt Cobain se pegó un tiro a los veintisiete.
Woody Allen dirigió su primera película con
treinta y uno.
Nietzsche mató a dios con treinta y ocho años.
Los mismos que tenía Lorca cuando lo mataron.
García Márquez cumplió Cien años
de soledad cuando tenía bien entrados
los cuarenta.

Wagner cabalgó entre valkirias a los cuarenta
y tres años.
Y Hitler invadió Polonia a los cincuenta.

Tengo solo veintidós.

Voy a hacerme otra paja.

Confieso que después de hacer público mi amor por el onanismo, y con ese afán por hacer algo que me sobreviviera, fui dando tumbos haciendo cualquier cosa durante años, además literal.

Como llevaba jugando al ajedrez desde los tres o cuatro años, pretendí jugar increíblemente bien para competir y ganar, ser campeón mundial, emular a Kaspárov o Casablanca, que se escribieran cosas sobre mí y lo bien que jugaba, ganar dinero y premios, tener una casa grande y una novia guapa. No sé, cosas de preadolescente, supongo. Ya que no podía aspirar a ser Zinedine Zidane porque lo de jugar al fútbol y yo no éramos muy compatibles, pues quería que se me recordase y respetase por jugar al ajedrez.

Fui a clases en diferentes academias. Competí a nivel *amateur* con otros niños. Y, carajo, qué difícil es darse cuenta de que eres mediocre en algo en lo que querías triunfar. Y no solo eso. Darte cuenta de que, si no haces eso, ¿qué narices te puedes sacar de la manga para que te recuerden y para calmar tu ego neonato?

Digo «ego neonato» porque creo que más o menos aquí es cuando empezó a nacerme lo que yo llamo el «ego del autor». Una vez leí, o me contaron, no lo sé, que un escritor, no recuerdo quién —perdón por tanta certidumbre—, escribió que cuando tienes ese ego del autor, aunque lo que hayas alumbrado sea un ser inmundo que apesta y no para de echar bilis y de esputar espumarajos, tú quieres que triunfe y que la gente lo quiera tal y como es.*

* De hecho, ese «ego del autor» que nos hace defender algo aunque sea malo es el culpable de que la humanidad haya tenido que lidiar con referentes culturales como cualquier directorzucho de cine que se cree Hitchcock cuando solo está rodando un cortometraje chustero para clase.

Supongo que así se sentirá lo de tener un hijo. Eso me han dicho. No pretendo comprobarlo.

El caso es que yo seguía queriendo crear la nueva novela americana, aunque no escribiera una mierda. Quería rodar cien clásicos del cine, aunque no supiera ni coger una cámara. Incluso me habría valido con conquistar Polonia.

Pero como yo apenas tenía formación artística de ningún tipo, tenía que buscar algo más asequible. Y en ese momento empezaba a despuntar el mundo de los *gameplays* en YouTube. Esos vídeos en los que alguien se graba jugando o explicando cómo jugar o hacer tal cosa en un videojuego. Así que también lo intenté.

Spoiler: fracaso absoluto. No solo era mediocre haciendo esto, si no que ese ego del autor que ya empezaba a andar solito y a cagar sin pañales llevaba bastante mal que los vídeos tuviesen tan pocas visualizaciones. ¿Resultado? Frustración de nuevo.

Pero no era frustración sin más, sino que estaba salpimentada con la idea de que ahora tenía dos años menos para lograr mi objetivo, porque había malgastado el tiempo entre el ajedrez y los videojuegos. O, dicho de otra forma, me quedaban dos años menos para morirme y seguía sin saber qué se me daba bien. Tic, tac, tic, tac.

Siguiente intento. La música. Siempre había habido música en mi casa. Mi padre es músico. Probemos esto, ¿qué puede salir mal?

Demasiadas cosas pueden salir mal.

La guitarra no me gustaba y me quedaba grande. La flauta dulce del colegio no era lo mío porque, debido a la osteogénesis imperfecta, mis articulaciones son muy flexibles y no era capaz de tapar bien los agujeros. Así que tocaba una melódica o flauta melódica. Un pianito con boquilla, vamos. Siempre he dicho que tocar el piano bien es muy muy difícil. Admiro mucho a quienes lo consiguen. Pero este es el instrumento al que es más sencillo sacarle las notas correctas con el menor conocimiento y esfuerzo.

Como ya sabía las nociones básicas, pensé que sería sencillo y me apunté a clases. Ante la falta de progresos visibles —o audibles— en los primeros meses, sumado a que desde niño siempre he carecido totalmente de eso que llaman constancia, acabé dejando las clases de piano.

Y a continuación, una de las mayores vergüenzas de mi adolescencia. Como seguía con el runrún de que lo de YouTube podía explotar en cualquier momento, llamadme visionario si queréis, me creí DJ. Durante un año o dos estuve subiendo a internet mezclas y remezclas hechas con el ordenador de cualesquiera que fueran los éxitos del momento.

Para mi sorpresa, esto sí triunfó un poco más y me vine arriba. Hasta que maduré y vi insostenible seguir haciéndome llamar DJ Pi-pe o DJ *π-pe*. Pido disculpas por ello a todos los que lo sufrieron y a mí mismo. Nunca os flipéis tanto, por favor. Resulta vergonzoso escribirlo ahora, incluso diez años después.

Luego intenté lo de la escritura y estuvo bien. Me gustaba, me permitía ser yo mismo. Así que empecé a escribir y abrí un blog cutre donde subía mis poemas y escritos. Y también en Facebook. Y monté un micro abierto de poesía. Y cuando me lo cerraron, monté otro. Y así.

Bukowski tiene un poema titulado «¿Así que quieres ser escritor?» en el que defiende que a menos que no escribir pudiera llevarte al suicidio o al asesinato, mejor que no lo hagas. Y la verdad es que, a pesar de haber empezado a escribir poesía por esa obsesión de querer trascender —y para impresionar a la que era mi novia—, la realidad es que ahora me posiciono más en su bando y daría una buena somanta de collejas de Tronchatoro a mi yo de entonces.

Poco tiempo después empecé a hacer comedia, monólogos. Ya explicaré cómo ocurrió más adelante en este libro. Y la realidad es que me gustó casi todavía más que recitar poesía. Tenía lo que yo había buscado siempre: reconocimiento inmediato para mi ego del autor, se me daba bien, me permitía conocer gente y me divertía. Así que me quedé.

Luego vinieron los shows y crecí en redes. Y la oportunidad de escribir este libro. Dicen que para trascender en la vida y «triunfar», tienes que cumplir tres cosas: plantar un árbol, tener un hijo y escribir un libro. El árbol lo puedo plantar en cualquier momento, el hijo no creo que lo tenga, pero puedo compensarlo con otra cosa y el libro lo estás leyendo ahora mismo. Una de tres. Quizá no está tan mal. Voy a hacerme otra paja.

2

CONOCIENDO LA MUERTE

> No le temo a la muerte, solo que no
> me gustaría estar allí cuando suceda.
>
> WOODY ALLEN

Creo que mi primer contacto directo con la muerte fue cuando falleció mi abuelo Vicente, el padre de mi madre. Como ya he dicho, no tengo un miedo especial a estirar la pata. Pero sí le tengo un pavor absoluto a que se muera la gente que quiero.

El golpe de realidad del momento de enterarte, ese instante de shock cuando solo eres capaz de pensar «no, no, no», no es nada comparable con la obligación de asumir la realidad dos semanas después. Tu abuelo, o abuela, puede irse de vacaciones dos semanas y no pasa nada. Que disfrute Benidorm. Pero cuando pasan dos semanas y no vuelve de esas «vacaciones», es cuando viene la dureza del adiós.

Estoy convencido de que toda la retahíla de rituales que acompañan al fallecimiento de alguien tiene una función más allá de honrarlo con las creencias —religiosas o no— que esa persona y allegados puedan tener. Todos esos ritos de elegir un ataúd, una lápida, estar en el velatorio, gestionar el entierro, la misa —o no—, la cremación —o no—, dar de baja su suscripción a Netflix, etc. sirven para que los familiares cercanos estén entretenidos y acompañados durante las primeras veinticuatro o cuarenta y ocho horas.

La manera más sencilla de gestionar una ausencia es estar ocupado con mil cosas, aunque sea poner un parche que acabará por desgastarse. Mantenerse distraído es la forma más eficaz de gestionar un duelo a corto plazo porque así no tienes que pensar en la nueva realidad que te toca vivir a partir de ahora, una en la que ya no estará esa persona que acaba de fallecer.

Un velatorio te mantiene ocupado porque, además, tienes que interpretar tu papel correctamente. Ser agradecido, estar cabizbajo, cohibido, lloroso. Atender a toda esa gente que viene a despedirse del difunto, a mostrar sus respetos a los familiares más cercanos. Y tienes que hacerlo aunque no te apetezca o serás un loco. O un borde. O peor aún, las dos cosas. Porque ni se te ocurra, en lugar de hacer todo eso, quedarte en tu casa viendo *The Office*. «¿Qué clase de psicópata se queda viendo *The Office* cuando ha fallecido alguien tan cercano a él?», dirán. Pues un psicópata con muy buen gusto por una buena *sitcom*, he de decir.

Lo duro no es todo esto, aunque lo parezca. El golpe de realidad viene después. Cuando vuelves a casa y esa persona no está. Cuando volví a Talavera de la Reina (ciudad en la que ha nacido o vivido gran parte de mi familia) por primera vez después de que falleciera mi abuelo Vicente, recuerdo sentir una presión en el pecho mayor que durante toda la ritualidad inmediata a su muerte al ver su sillón vacío. Y recuerdo pensar en mi abuela justo después. En lo que ahora implicaba para ella no tener «de quién ocuparse». Pensaba en ella y en cómo afrontaría que mi abuelo no iba a volver de aquellas «vacaciones».

Cuando digo «de quién ocuparse» quiero que se me entienda. Mi abuelo había enfermado un par de años atrás y, después de la jubilación, mi abuela había pasado de dedicarle parte de su tiempo a dedicárselo por completo, a estar con él y cuidarlo todo el tiempo posible y un poco más. Y en este momento tenía que reinventarse para reinvertir todas esas horas del día que, ahora, estaban literalmente vacías. Lo más duro de perder a alguien, muerte o ruptura mediante, es llenar todo el tiempo que le dedicabas a esa persona y gestionar, por tanto, lo de echarle de menos.

Durante el velatorio recuerdo pensar cuánto costaría aquello. Mi familia por parte de madre no ha ido boyante de dinero nunca o casi nunca. Mi abuelo era frutero y mi abuela trabajaba en la frutería. Luego mi abuelo siguió con la fruta y mi abuela trabajó en la lavandería de un hospital. ¿Cuánto tiempo habrían tenido que ahorrar para costear aquello? Lo pensé, me asustó y después lo aparté de mi mente. Hasta hoy.

No os muráis nunca. Según he podido investigar, un entierro medio en España cuesta entre cinco mil y ocho mil euros. ¿En serio tengo que estar cinco meses —suponiendo que seas mileurista— sin comer ni gastar nada para que me entierren y optar a la vida eterna y la resurrección de la carne? Una vez más, ese dios no me representa.

Cuando pienso en lo que cuesta un entierro, siempre digo lo mismo: a mí que me hagan el más barato y lo que sobre del presupuesto quiero que lo gasten mi familia y amigos en recordarme comiendo y bebiendo juntos lo que les dé la gana. Queda por escrito ahora. Si hay vida después de la muerte, disfrutaré viéndolo. Y si no la hay, lo disfrutarán ellos. Que se lo gasten todo. Total, ya no invito yo.

Nunca he creído en el más allá. Si lo hay, qué grata sorpresa me voy a llevar. Y si no lo hay, por lo menos no me llevaré una decepción. Bueno, si no lo hay, me llevaré una buena dosis de nada.

Sí, me resulta entretenido y gracioso pensar que, si hay, hubiera o hubiese más allá, ¿con qué cuerpo nos reencarnamos allí?

Porque he escuchado mil veces a mucha gente decir: «Allí me reuniré de nuevo con mi Manoli». Supongo que cuando piensan eso, imaginan una Manoli funcional, posiblemente joven y en plena plenitud. Incluso sexual. Pero, ay, José Manuel, qué decepción te vas a llevar si Manoli y tú os reencontráis en el más allá, pero siendo bebés de seis meses...

Ojo, que yo también me he sumado en ciertas ocasiones a esta creencia. Ha sido en caliente, de manera visceral y también reconfortante. En realidad, José Manuel me da mucha envidia. Ojalá entender la vida como un preámbulo dichoso y disfrutable de todo lo demás que está por venir.

Recuerdo que cuando falleció mi abuelo Felipe —sí, el Felipe primigenio— leí en su funeral un texto que escribí para él y que no voy a reproducir aquí por lo personal de la situación. Pero sí voy a compartir al final del capítulo un poema que le escribí semanas después. En esa época leía bastante a Federico García Lorca y me impresionaba mucho su manera de tratar, formular y reformular el concepto de la muerte. A día de hoy lo sigo admirando por ello.

Si la muerte de mi primer abuelo, Vicente, fue dura para mí, la de Felipe lo fue más si cabe. No por esas disputas absurdas de si uno quiere más a papá o a mamá. A ambos los sigo echando de menos por igual porque ambos formaron una parte muy importante de mi infancia y mi educación. Fue más dura la de Felipe por la madurez que yo ya tenía y las cosas de las que me percaté en esta segunda ocasión.

A mi abuelo Vicente lo vi apagarse durante unos meses. Lo vi enfermar y envejecer a un ritmo que no le correspondía. Pero tenía quince años y no entendía del todo las cosas.

A mi abuelo Felipe lo vi desgastarse y enfermar. Lo vi luchar contra la enfermedad y acabar postrado en una cama. Lo vi apagarse como una vela que se consume a sí misma. Y fui, en todo momento, plenamente consciente de lo que estaba pasando.

En ese tiempo desbloqueé un nuevo miedo en esto de morirse: el miedo a la enfermedad.

He vivido toda mi vida sabiendo lo que implicaba para mi condición y mi calidad de vida el tener osteogénesis imperfecta. He asumido, con mayor o menor dificultad, la inmensa mayoría de mis límites. O eso creo.

Pero pensar en enfermar hasta tal punto que un tipo con bata me haga una cuenta atrás, sí que me asusta. No quiero saber cuándo voy a morir. Prefiero vivir con el miedo a espicharla en cualquier momento. Prefiero ir en coche y pensar: «Pues a lo mejor en esta curva...», o montar en avión y decir: «Ale, este puede ser mi último vuelo». No sé si hay una palabra para expresar esa sensación. Es como ser hipocondríaco con cosas que pueden suceder en cualquier momento.

¿A quién no le horroriza la idea de ser consciente de su propia muerte? Y peor aún, serlo durante más tiempo del estrictamente imprescindible. Soy un egoísta, pero quiero que mi muerte sea un marrón para los que se quedan, no para mí.

Cuando expreso estos pensamientos, mucha gente me pregunta si no tengo miedo a arrepentirme en el último momento de las cosas que he hecho y de las que no si mi muerte me sobreviene de golpe. Pero la realidad es que no. Aunque seguro que al morirme pienso: «Mierda, tendría que haber hecho tal cosa», pero es algo inevitable.

En líneas generales, tomo decisiones y hago cosas pensando en si estaré orgulloso de ello en ese instante en el que me dé cuenta de que todo se acabó. A fin de cuentas, merece la pena esforzarse para que cuando la película de nuestra vida pase ante nuestros ojos podamos decirnos a nosotros mismos: «Oye, pues estuvo bastante bien».

Parece que fue ayer cuando se fue al barrio que hay detrás de las estrellas.

FITO PÁEZ Y JOAQUÍN SABINA,
«Flores en su entierro», 1998

Abuelo, ¿dónde estás, abuelo?

La abuela cree
que estás
en el barrio de detrás de las estrellas
y habla contigo
todos los días
antes
de dormirse.

Tu nieto,
el pequeño,
a veces cree
que vas a volver
a hacerle rabiar.

Tu hijo,
mi padre,
está desconcertado a veces,
pero se lo calla,
porque es duro
y de duro,
cabezota.

¡Ay, abuelo!
Hay gusanos llamando
a la puerta de madera
de tu recuerdo.

¡Ay, abuelo!
Tus labios sellados callan
las angustias
de los que te sucedemos.

¡Ay, abuelo!
Los cipreses
cantan réquiems
en todos los entierros.

¡Ay, abuelo!
Las golondrinas
no regresan
de sus tácitos conciertos.

Ay..., abuelo...

Si vieras andar
como plañideras
a tus ocho nietos,
sosteniendo
el alma de la abuela
que, aunque estaba preparada,
ha saltado
desde el reloj del Ayuntamiento.

Y, por suerte para nosotros,
ha fallado en el intento.

Dos lentillas opacas
como pago a Caronte
adornan tus ojos muertos
mientras nuestras lágrimas de plata

se solidifican
en la base de tu cuello.

¡Ay, abuelo!

Tu sillón vacío
alcanza con soltura
la luna por momentos.

Ahora a la abuela
le sobra comida cada día
y no sabe qué hacer con ella.
Este año
el cinco de enero
pondrá sus zapatos
y lo sobrante
de la cena de Nochebuena
bajo la escalera,
como rezando
por tu regreso.

¿Dónde? ¿Dónde estás, abuelo?

Los cristales de los juncos del Tajo
se quiebran cada mañana
que no te ven pasear por la ribera.

Los crepúsculos
son más oscuros
ahora que no estás,
casi tanto
como los pozos de tus hijos,
secos de tanto llorarte.

Tu huerto no dará frutos nunca más,
porque ahora arañas con los dedos
la tierra del cultivo
que antaño te dio vida.
Pero los que sangran
son mis dedos
y mis oídos,
que escuchan en silencio
las campanas.

Las campanas
que rezan por los muertos.

¡Ay, abuelo!

Una horda de caballos negros
arrastran sin miramientos
mis recuerdos.

¡Ay, abuelo!

Estoy orgulloso
de llevar
tu nombre
y apellido
y sé, claro que lo sé,
que algún día
me reuniré de nuevo contigo.

3

MONO NO AWARE

Recordar que vas a morir es la mejor manera que conozco para evitar la trampa de pensar que tienes algo que perder.

STEVE JOBS

Muchos niños y niñas de mi generación aseguran haberse traumatizado por culpa de la muerte de Mufasa en *El rey león*. Y estoy convencido de que ese trauma viene derivado de una falta de educación en lo que a la muerte se refiere.

Hace tiempo leí a un psicólogo infantil que afirmaba que los niños pueden comprender el concepto de muerte a partir de los cinco años. Y que lo mejor era explicárselo con cierta naturalidad a partir de esa edad para evitar traumas futuros. No sé si esto es cierto, pero si lo es, me sumo al carro de este planteamiento.

Es curioso cómo la muerte y el sexo van tan

unidos. No me refiero biológicamente. Ni me refiero al priapismo *post mortem*. Es decir, una erección irreductible después de la muerte. Suele ser habitual en casos de ahorcamiento. O eso dicen, no puedo dar fe de ello. Pero según parece, puede durar hasta cuatro horas. Ya lo dijo Krahe cuando habló de don Andrés Octogenario, que no solo estiró la pata, sino que «lo grave estuvo en que estiró algo más».

Siempre me ha hecho gracia esta canción. Un anciano que se muere empalmado y por lo cual, nadie es capaz de cerrar la tapa del ataúd. Ante semejante desfachatez, nadie asiste al velorio, el enterrador se indigna... «La muerte lo abrazaba de un modo especial // lo que tampoco es paja...».

En fin, decía que muerte y sexo van muy de la mano. Sobre todo en lo que a educación se refiere. Nunca tuve una charla sobre sexo con mis padres. Ni tampoco para entender la muerte. No me malinterpretéis, mis padres me dieron una educación excelente, muy por encima de la que yo jamás podré ofrecer a un hijo mío hipotético.

Sin embargo, que padres e hijos hablen de sexo y muerte —juntos o por separado— es algo que todavía es difícil de ver. Estoy convencido de que, si se hablase con naturalidad de sexo con los niños en casa y en las escuelas, aprenderían a aceptarse a sí mismos, a tolerar cuerpos no normativos, a disfrutar más de las relaciones sexuales y a que estas fueran mucho más seguras.

Igual con la muerte. Evitar contarle mentiras dulcificadoras a un niño sobre esta es algo duro pero positivo. Así el crío, cuando crezca, no caerá en estafas magufas. Tan sencillo como evitar frases como: «Aquella estrella de allá arriba es tu abuela y nos está cuidando a todos». No, chaval. Aquella estrella se llama Betelgeuse y es la décima estrella más brillante que podemos observar en nuestro cielo. Se trata de una supergigante roja que está a mil quinientos años luz de aquí, es trece mil veces más brillante que el Sol y algún día de los próximos miles de años explotará como una supernova. No es tu abuela Lali.

Esta educación no es incompatible con una educación religiosa en la que exista un cielo y un más allá. Simplemente, el niño entenderá que eso del cielo son estrellas muy muy lejanas. Y quién sabe, a lo mejor te sale astrónomo en vez de astrólogo gracias a eso.

Un día hablaba con mi amiga E. sobre la muerte. Nos gusta y reconforta hablar sobre ella de vez en cuando. Ese día la conversación derivó en cómo explicarles la muerte a los niños y llegamos a la funesta idea de que en realidad ellos también mueren. Nos guste o no. Porque la muerte siempre nos parece injusta.

Comentábamos E. y yo cómo entendíamos este concepto muerte de pequeños y de cómo nos había sugestionado a la hora de entender el concepto vida. Y es que ambos, de diferentes maneras y sin entenderlo, le llevamos buscando el sentido a la vida desde pequeños.

De niño pasé varias fases para intentar entender por qué estaba aquí. Recuerdo algunas. Durante un tiempo me creí en mi propio *show* de Truman particular. ¡Y no había visto la película!

Creía que todos los que me rodeaban estaban ahí como parte de mi realidad personal por algún tipo de designio divino, aunque ya por entonces había conocido a mi vieja Tronchatoro y no creía en dios alguno.

También sé que estuve un tiempo valorando la opción de que fuéramos pequeños habitantes de algo más grande. Como ácaros en la pelota de un niño gigante. Supongo que este pensamiento es anterior al del *show* de Truman, ya que parece más infantil. En mi ideario el mundo era una gran *matrioska*: mundos dentro de mundos, aunque cada uno de ellos desconocía la existencia del resto, tanto de los más grandes como de los más pequeños.

Qué curiosa la mente de los niños. En su caso, E. estuvo un tiempo pensando que todo era fruto de un sueño provocado por una cirugía que le habían hecho de muy pequeña. Y sin haber visto *Los Serrano*, me ha asegurado siempre.

Tras rememorar estas hipótesis infantiles sobre el sentido de la vida, E. me confesó que los niños le hacían pensar en la muerte. Los veía y en muchas ocasiones no podía evitar pensar que esas pequeñas cosas babeantes y totalmente dependientes e indefensas algún día iban a convertirse en polvo. Qué halagüeño, pensé.

E. me explicó que en japonés existe una expresión para definir esa sensación funesta y bonita que ahora siento yo también cuando veo a algunos niños, en especial los más adorables y risueños.

Mono no aware. La usan sobre todo para referirse a la belleza de observar el nacimiento de la flor del cerezo, *sakura*, sabiendo que se trata de una muy efímera en particular. Sentir tristeza y melancolía al disfrutar un momento finito.

Se trata de un concepto similar al *tempus fugit* latino, pero mucho más cargado de sentimiento positivo, belleza, disfrute momentáneo y melancolía. Cuando pienso en un ejemplo de esto, siempre pongo el mismo, por muy costumbrista y rudo que pueda parecer: *mono no aware* es estar compartiendo uno de los primeros momentos íntimos con tu nueva pareja, de noche, y saber que acabará porque sonará el despertador y habrá que ir a trabajar.

Cuando charlaba con E. sobre el *aware* japonés, ambos coincidíamos en que sentirlo nos hacía tener una visión más global del mundo en lo que a espacio-tiempo se refiere. Para bien y para mal. Porque algún día, por mucho que pretendamos ser reconocidos, explotará el sol, la Tierra, el mundo, explotará todo.

Ser consciente de la futilidad del tiempo y, por extensión, de la vida, es uno de los motivos por los que, desde adolescente, he tenido la imperiosa necesidad de trascender.

Sin embargo, mientras escribo esto me ha surgido un nuevo pensamiento: el cómo nos preocupa pasar hacia la posteridad, hacia el futuro, pero no nos preocupa ni un ápice no haber sido partícipes de todo lo que ha habido anteriormente.

El pasado es interesante, pero no nos genera ninguna necesidad de formar parte de él. Salvo que pretendamos generar posverdades o estemos obsesionados con los viajes en el tiempo. Solo es el futuro, lo efímero y lo desconocido, es lo que nos (me) provoca ese agobio existencial. Aunque visto lo visto, prefiero mil veces tener y sufrir el agobio existencial a la otra alternativa: no existir.

Todo lo que ha ocurrido antes que nosotros nos ha traído, de alguna manera, hasta aquí. Es frustrante no creer en un ser o una inteligencia superior cuando resulta imposible computarizar todas esas variables que a ti te han traído a leer este libro, por ejemplo.

Lo más accesible, lógico y reconfortante para no sentirse una acumulación infinita de pequeñas variables de las que no hemos podido formar parte es creer en algo superior. Pero yo prefiero sentirme afortunado de que todas esas opciones infinitesimales me hayan traído a escribir esto.

De que todas esas variables innumerables me trajeran al mundo un 11 de mayo de 1996.

LO DE NACER

4

CUANDO EL MUNDO SE PARA

> Y dijo mi madre: «Que sea la última vez que naces solo».
>
> Miguel Gila

Nací un 11 de mayo. Concretamente el 11 de mayo de 1996. Según me cuentan —disculpa que no me acuerde—, era un sábado que diluvió en Madrid. Pesé dos kilos y medio y medí cuarenta y nueve centímetros. Me llamaron Felipe Mateos, como mi padre, que a su vez se llamaba como mi abuelo.

Nací el 11 de mayo de 1996 y fui uno entre diez mil.

Uno entre diez mil no son las probabilidades de que te caiga un rayo siendo un bebé recién nacido. Tampoco de que el Atlético de Madrid ganase su único doblete (Liga y Copa del Rey) quince días después de que yo naciera.* Ni de que nazca un nuevo sociópata capaz de invadir Polonia.

Uno entre diez mil son, mil arriba o abajo, las probabilidades de que un niño nazca con osteogénesis imperfecta. O lo que es lo mismo, de que nazca siendo un 0,008 por ciento de la población mundial.

Cuando a alguien le diagnostican una enfermedad complicada, incurable o rara siempre he escuchado la misma frase hecha, eso de que «su mundo se para en seco». Bueno, el suyo o el de sus familiares.

Y el mundo de mis padres, conmigo, se paró en seco en al menos dos ocasiones.

La primera fue tras la ecografía correspondiente a los seis meses de embarazo. El ecógrafo llamó a varias personas para que le echasen un vistazo a lo que él veía en la pantalla. «Señora, creemos que su hijo viene con algo raro...», dijeron.

* Soy del Real Madrid. Espero que los lectores colchoneros no dejen de leer por esta pullita gratuita.

Una cabeza un poco más grande de lo que correspondía con el cuerpo del feto indicaba la posibilidad de que el niño tuviese acondroplasia o cualquier otra patología o enfermedad con pinta regulera.

Sin embargo, cuando se quedaron solos, el ecógrafo le comentó a mi madre que tenía un profesor en la facultad con huesos de cristal y que uno de los síntomas, además de tener un tronco más pequeño de lo normal, era que el bebé naciese con los fémures curvados. Y yo los tenía un poquito así, pero *a priori* no era un caso de manual. Nunca me ha gustado poner fácil un diagnóstico.

Y es ahí cuando el mundo de mi madre se para. Y el de mi padre fue detrás cuando mi madre se lo cuenta. Su primer hijo, que habían estado buscando con ganas durante unos años, podía nacer con algo que llamaban «huesos de cristal», pero... ¿qué era eso? Y peor aún, ¿qué cosas implicaba?

Siempre he pensado qué haría yo en su lugar y todavía no tengo la respuesta. Supongo que nunca la tendré. Si no sé cómo afrontaría que me diagnosticasen algo terminal, menos sé cómo afrontaría que un hijo mío fuera a tener una enfermedad incurable que le va a impedir afrontar muchas situaciones de su vida cotidiana, que le hará diferente y que le provocará dolor. Tampoco sé cómo se lo diría a otras personas, desde luego. Creo que es una de esas cosas que no sabríamos gestionar hasta que nos tocase sin más remedio.

Cuando el mundo de mis padres empezó a girar de nuevo, aunque a cámara muy lenta, vino el momento de la toma de decisiones y de querer saber más. A mi madre le ofrecieron hacerle una amniocentesis: tomar una muestra del líquido amniótico y analizarlo para ver qué problemas tendrá el futuro bebé, aunque con el riesgo de que se dañe la bolsa y, al no cicatrizar, se produzca un aborto involuntario.

Sin embargo, «¿De qué sirve arriesgarse a perder un embarazo de siete meses solo para saber si nacerá sano o no?», pensaron. Y apostaron por tenerme, viniese con lo que viniese. A todos se nos reparte una mano de cartas, mejores o peores; la clave está en jugarlas lo mejor posible. Y por eso, aquí estoy. Con mis más y mis menos. Y con mi gran lacra. Ya, lo siento, padres, os he salido guionista, escritor y cómico.

Nací dos meses después, nuevemesino y sin complicaciones en el parto salvo porque fue por cesárea. Pero aquello no fue debido a la osteogénesis imperfecta, ya que mis padres no tenían un diagnóstico oficial. Solo tenían las suposiciones de un ecógrafo que estaba estudiando y poco más. Nací por cesárea porque decidí salir de culo. Sin yo saberlo, les estaba haciendo un calvo a los médicos que me iban a tratar más bien regular durante los próximos dos meses.

Me subieron a incubadora por una falsa alarma. Valoraron si yo había tenido falta de oxígeno en algún momento, algo que descartaron rápidamente, pero quisieron dejarme en observación.

Sin embargo, uno de los primeros días me sacaron de allí para hacerme una prueba rutinaria que se le realiza a cualquier bebé: mirarle los oídos para comprobar que todo está bien ahí dentro. Para cuando volví a donde me correspondía estar, mi madre notó que mi brazo derecho no estaba exactamente igual que cuando me fui. Algo raro pasaba. Avisó a enfermeras y médicos hasta que consiguió que me hicieran pruebas, una radiografía, por ejemplo. Resultado: su hijo de apenas unos días de vida tenía el húmero del brazo derecho roto.

Aquí fue cuando su mundo se paró por segunda vez.

Entre este segundo parón en seco y el momento en el que todo volvió a girar y a normalizarse poco a poco, pasé casi dos meses ingresado en el hospital. Y en ese tiempo, el recuento de bajas en el ejército de huesos fue: una fractura de húmero con su correspondiente escayola; tres de fémur, dos en el derecho y otra en el izquierdo, y una rotura de tibia.

Pues a pesar de esto, el diagnóstico oficial se hizo esperar. Bendito momento en que me subieron a incubadora. Conozco algunos casos de bebés con osteogénesis imperfecta en los que un padre va a urgencias con su hijo de apenas unos días con un hueso roto y varios moratones. ¿Uno de los primeros pensamientos por parte del personal del hospital? Posibles malos tratos. Ahora es más sencillo diagnosticar si se trata de alguna enfermedad, de mala suerte o de unos padres tremendamente negligentes. Pero a finales de los noventa... Quién sabe, a lo mejor me había criado con unos padres expresidiarios por injusto que fuese. Y yo ahora tendría un mote horrible de quinqui como «el ruedas». Bendita incubadora, desde luego.

En el tiempo que estuve allí cualquier faraón del antiguo Egipto habría querido adoptarme. Fui la momia más adorable de toda la planta de neonatología con mis escayolas. Qué digo, de toda la planta, de todo el hospital. Una escayolita pequeñita en el brazo, una piernita colgada con un vendaje enganchado con cuerdas a unas pesas para alinear el fémur roto, luego otra en el otro fémur y, por último, una para la tibia. Tutankamonito, vamos.

En esos dos meses no fueron todo cosas malas tampoco. Creo que ahí empecé a comprender la capacidad que tenía para llamar la atención de todo el mundo. Fui el primer hijo, el primer nieto y el primer sobrino. Y nací malito. Si sumamos todo eso, nos da como resultado que toda mi familia estuvo yendo y viniendo de Talavera de la Reina al Gregorio Marañón de Madrid semana sí, semana también durante dos meses. Y que mis abuelas, Eña* por parte de padre y Carmen por parte de madre, se instalaron en casa para ayudar en todo lo posible.

También me gusta decir que en esos dos meses empezó mi gusto por la música. Siempre estoy escuchando música. Todo el rato. No sé tocar ni un instrumento bien y eso me sigue frustrando a día de hoy, porque, como ya he dicho antes

* Eña es cómo, en mi incapacidad para pronunciar correctamente de crío, bauticé a mi abuela Eugenia. Y Pe, a mi abuelo Felipe. Y así se quedaron hasta hoy. Es lo que tiene ser el primer nieto, que sientas cátedra. También bauticé como Tente a mi abuelo Vicente, pero no terminó de cuajar. Sería menos comercial, seguramente.

en este libro, lo intenté de adolescente y no funcionó.

Mi padre es músico. Bueno, no ejerce. Bueno, sí, pero no se gana la vida con ello. Tiene el Conservatorio Superior de guitarra. Y también es Ingeniero de Telecomunicaciones con ciento dos másteres. Y se gana la vida así, pero no es lo que yo quería contar en este punto. Volvamos a lo de mi obsesión.

Como mi padre es músico —y melómano empedernido—, en mi casa siempre ha habido cientos de discos, casetes y vinilos. Pero para ser justos, casi nunca le he hecho caso a mi padre con las recomendaciones. Descubrí a Sabina y Krahe tiempo después de que me los mencionase. Igual pasó con la Creedence, con los Beatles o con tantos y tantos otros.

De todas formas, si digo que mi gusto por la música empezó en esos dos meses, no fue exactamente por culpa de mi padre. Cada día, mi madre me ponía debajo de la cuna de la incubadora un radiocasete. La música me ayudaba a dormir y a estar calmado y, además, me hacía compañía.

Ahora, veintiséis años después, lo sigue haciendo. Rara es la noche que no me quedo dormido escuchando algo, lo que sea. El silencio no es lo mío.

Eso de que la música amansa a las fieras es un cliché barato, pero es verdad que en algunos de los momentos más duros de mi vida ha estado conmigo, me ha entendido e incluso animado o motivado. Por no decir que es la mejor compañía cuando no quieres quedarte a solas con tus pensamientos.

Volviendo a aquellos meses, mi madre aprovechaba los momentos que le dejaban pasar para estar conmigo, cambiarme el pañal o darme el biberón —no tomé teta y no haré comentarios freudianos al respecto mentando a mi madre en el mismo párrafo— para reponer la dosis de canciones que tocasen ese día.

Mi padre pasaba todo el tiempo posible en el hospital, pero trabajaba demasiado. Siempre lo ha hecho —es lo que tiene el sector privado—, pero por entonces y hasta mis trece o catorce años, más. Así que su turno de estar conmigo tenía que reducirse a las tarde-noches después del trabajo.

Mi madre dejó el trabajo cuando se quedó embarazada de mí. Fue la típica madre de aquella época que decidió dedicarse a su familia. Pero no fue como todas las demás, porque pocas mujeres más feministas y reivindicativas que mi madre he conocido. Estoy convencido de que, si yo no hubiera necesitado su ayuda, habría retomado su profesión años después. La realidad les arrolló a ambos y a ella la obligó a dejar de trabajar para cuidar de su hijo con discapacidad recién nacido.

Pero a lo que iba, durante las primeras semanas solo mis padres pudieron venir a la incubadora a verme y a estar conmigo.

Los siguientes en pasar fueron mis abuelos Vicente y Carmen, padres de mi madre, y Eña y Pe, padres de mi padre. Mi abuela Eugenia siempre ha contado que es incapaz de olvidar cuando metió un dedo dentro de la incubadora y yo se lo agarré con fuerza durante todo el rato que les dejaron estar allí. Dice que se notaba que quería demostrar la vitalidad que tenía y que iba a salir adelante. Bueno, yo mantengo esa hipótesis porque me parece más heroica y digna para un libro.

Hablando de salir adelante. Imagina por un momento el pánico generalizado que invade a una familia entera en una situación como esta. Pánico porque no sabes qué ocurrirá, cómo afrontarlo, qué cuidados tener ni si debes normalizarlo o no... Ni siquiera sabes hasta cuándo será, si es algo de por vida o incluso si comprometerá la salud del niño hasta puntos que ninguno queremos pensar.

Un pánico generalizado que provocó situaciones como que mi tía abuela Felisa prometió a quien fuese que estuviera allí arriba —insisto, si es que ahí arriba hubiese alguien— que, si yo de mayor caminaba, ella saldría en la procesión del Silencio descalza. Menos mal que mi abuela Eña, su hermana, cuando lo supo años después cuando esta verbalizó que iba a hacerlo, le dijo que se dejase de tonterías y que, en compensación, la harían juntas. Pero con calzado cómodo.

Era tal el miedo y el desconocimiento, totalmente lógicos, de mi familia, que mi tía Mariu, hermana de mi padre, estuvo cerca de no casarse en agosto de ese año porque cómo iba a casarse estando su hermano y su cuñada en esa situación y tan pendientes del nuevo niño. Menos mal que no lo hizo, porque si no, a lo mejor no habría tenido a mi primo Raúl dos años después. ¿Y con quién habría jugado yo tanto de pequeño si no?

Mis padres siempre me han educado diciéndome que la única manera de luchar contra el miedo es conocer a qué te enfrentas en la mayor medida posible. Así que a eso fueron con la osteogénesis imperfecta.

En los noventa el acceso a la información no tenía nada que ver con el de ahora. A finales de la década, solo el 8,2 por ciento de los hogares españoles tenían internet. Internet Explorer tiene apenas un año más que yo. La única manera de saber algo era que alguno de los grandes medios lo diese. Y un grupo de los por entonces llamados «inválidos» que solo querían dar a conocer su enfermedad no era muy vendible en radio, prensa o televisión.

Mi madre recuerda que un día, antes de conocer ese primer aviso de diagnóstico, vio en un programa de la televisión a varias personas en silla de ruedas o con problemas para caminar que salían para dar a conocer su enfermedad. Huesos de cristal, se llamaba. Querían fundar una asociación o algo así...

En algún punto tiempo después, al poco de nacer yo, mi madre se acordó de esto y se puso a investigar. Se fue con los puntos de la cesárea puestos todavía a caminarse Madrid. Literalmente fue llamando puerta por puerta de diferentes calles aledañas a la de Atocha, zona por la que consiguió averiguar que debía estar la asociación de personas con la misma enfermedad que su hijo, hasta que dio con un local pequeñísimo en la calle San Ildefonso, 8. Entró, preguntó y la informaron.

Así conocieron mis padres AHUCE, la Asociación Española de Huesos de Cristal de España. Y así se hicieron socios y conocieron la OI, la osteogénesis imperfecta.

Gracias a la información que les dieron en AHUCE, comprendieron qué ocurría conmigo. Y un día mi padre se plantó delante del médico responsable en cuestión y le dijo que estaba harto de que su hijo se fracturase, del trato recibido y la ausencia de diagnóstico y que todo lo que le ocurriera a partir de entonces al bebé era responsabilidad de dicho médico. No de las enfermeras ni de las auxiliares de enfermería. No. A partir de entonces, sería directa y puramente del médico.

Y al final, casualidades de la vida, en ese mismo hospital había otra doctora que conocía algún caso de osteogénesis imperfecta y que, casi dos meses después, firmó y selló el diagnóstico oficial. La doctora Paloma Cervera fue quien certificó por escrito que yo, Felipe Mateos, tenía dicha enfermedad.

Y aquí el mundo de mis padres empezó a girar de nuevo. A veces, aunque no sepas hacia dónde, lo importante es saber *desde* dónde hacerlo girar.

Tomaron una de las decisiones más importantes y decisivas para mí y que me han hecho estar y llegar donde estoy. La segunda, después de decidir tenerme y parirme tuviera lo que tuviera. Solicitaron el alta voluntaria y me llevaron con ellos a casa con una pierna escayolada, pero por fin a casa.

5

EL MIEDO DE LAS PRIMERAS VECES

—Conozco a un hombre con una pata de palo que se llama Smith.
—¿De veras? ¿Y cómo se llama la otra pata?

Mary Poppins, 1964

He vivido toda mi vida —hasta los veintiséis años— en Moratalaz. Es un barrio tranquilo y familiar fuera de la M30 de Madrid, ideal para mudarse y formar una familia. Tiene muchos parques, avenidas grandes, todos los servicios (menos un cine) y varios colegios e institutos. También tiene un esquema laberíntico de calles estrechas y peatonales que cualquier *rider* de comida rápida odiaría.

En mi casa vivíamos tres más uno. Me explico. Ese «más uno» era mi tío Vicente, que trabajaba como profesor en un internado en Buitrago de Lozoya y los fines de semana los pasaba en mi casa. Recuerdo esperarle siempre con muchas ganas porque jugábamos a un montón de cosas. Nos encantaba hacer peleas de Playmobil: situábamos todo el ejército en un castillo, protegido y listo para defenderse, y nuestra misión era, con un número limitado de balas de cañón y piedras de catapulta, derribarlos a todos.

Hasta los cinco años, cuando nació mi hermana María, viví en ese piso en una cuarta planta sin ascensor. Pero merecía la pena subir y bajar escaleras porque, además de la tranquilidad de la zona (llena de viejos), las vistas eran increíbles. No teníamos edificios delante y justo después estaba la M30, así que lo mejor era que se veía todo el sur de Madrid. De crío me sentaba con mi madre a ver por la ventana los fuegos artificiales de todas las fiestas de zonas como Getafe o Leganés.

Creo que, en realidad, es bastante injusto decir que merecía la pena subir y bajar los escalones cuando creo que nunca lo hice por mí mismo. Ahora, mi madre se hizo el equivalente al Camino de Santiago en escaleras varias veces, no tengo duda.

El primer día en casa debió de ser una odisea. ¿Cómo subir al niño cuatro pisos? ¿Dónde dejarlo? ¿Cómo atenderle o cambiarle el pañal? Y encima yo, que nunca he sido de poner las cosas fáciles, me puse a llorar. Claro, un niño que llora siempre agobia, y más si los padres son primerizos. Pero hay poco abanico de opciones: o tiene hambre, sueño, gases o el pañal sucio. Sin embargo, si añades una quinta opción, que es que se haya roto algo... Benditos mis padres. Al final solo sería una de las cuatro opciones habituales, pero vaya congoja hasta que lo adivinaron.

Tener el primer hijo siempre es difícil y uno está lleno de miedos y desconocimientos. Y tener un hijo con una enfermedad rara siempre es difícil y uno está lleno de miedos y desconocimientos. Valga la redundancia.

Con apenas dos meses y una escayola en la pierna, mis padres estaban cagados, para qué mentirnos, y no sabían cómo gestionar la aventura nueva que les había tocado. Cada paso era un numerito inédito que montar, cada primera vez de algo era una odisea.

Desarrollaron técnicas infalibles para ir solventando cada uno de eso pequeños pero complicados problemas que surgían cada día mientras que yo estaba ahí, babeando, llorando y cagándome encima como todos los bebés, pero sin ser como los demás.

Al principio fue una aventura trasladar al niño de un lado a otro porque había que hacerlo con mil precauciones por si se me rompía algo y no era viable hacerlo como con cualquier niño porque no sabían qué podía ocurrir.

Poco a poco mis padres fueron ideando cosas y la primera vez que me cogieron para que yo no estuviera frente a su cara, sino frente al resto del mundo, resolvieron un auténtico problema de pensamiento lateral. Como ese en el que tienes una barca para cruzar el río y debes llevar a la otra orilla un saco de maíz, una gallina y un zorro. Si solo puedes ir con uno en la barca, ¿cómo lo haces?

Pues esto fue algo así. No sé cómo llegaron a la conclusión, pero aún hoy me resulta magistral. Mi madre me cogió como a cualquier bebé para que echase los gases. Y entonces me pasó a los brazos de mi padre, que me recibió quedando yo de frente al mundo por primera vez, como Rafiki con Simba en *El rey león*.

Luego solo tuvieron que añadir un paso más a todo este despliegue y puesta en escena que nada envidia a cualquiera del Cirque du Soleil para ponerme boca abajo y depositarme con cuidado donde tocase.

Otro miedo vino a la hora del baño. Durante mucho tiempo me estuvieron aseando con un trapito húmedo, algo que he tenido que hacer después por alguna fractura que he tenido y que no le deseo ni recomiendo a nadie porque, seré sincero, uno no se limpia del todo. Es un poco asqueroso.

Para meterme en la bañera, no había especial problema ni riesgo. Bañera que, por cierto, era pequeña, de plástico y ponían sobre la mesa de la cocina. El problema real era sacarme, enjabonado y resbaladizo como una pequeña pastillita de jabón con huesos frágiles. No se te vaya a caer el chiquillo al suelo, Mari Carmen, se te resbale debajo de un mueble y luego no lo puedas sacar.

¿Solución? Trasladarme con una toalla a la bañera. Agarrando entre dos personas, como una hamaca. Aseíto en cuestión, secado en la medida de lo posible allí dentro y luego mismo procedimiento hamaquil de salida. Toalla limpia y seca y *c'est fini*. Haciendo recuento, usaban un total de tres o cuatro toallas como mínimo para bañarme. Yo creo que mi higiene personal la patrocinó Portugal durante los primeros años. Posiblemente por eso mi primer viaje largo fue a Lisboa, a la Exposición Universal de 1998. Pero esto lo cuento más adelante.

Otra complicación era la ropa. Y no hablo del tamaño, sino de cómo ponérmela. Hasta que vieron que podían hacerlo con normalidad, pasó mucho tiempo. Al principio mi madre me vestía con mantones que me tapaban solo por delante. Pero esto dejó de ser viable porque si me cogían y solo llevaba puesto un mantón por delante, el niño enseñaba sus vergüenzas.*

Así que aquí vino otro invento nuevo, corte-

* Hipótesis no comprobada. Pero me gusta, así que la dejo.

sía de mi madre. A finales de los noventa la ropa de bebé con corchetes para poner y quitar fácilmente no existía. Así que mi madre y mi abuela Eña, su suegra, se dedicaron a buscar una modista que cortase en dos la ropa y se los pusiera para vestirme como el que hace un sándwich. Primero ponían la parte de debajo de la ropa, luego a mí, luego la de arriba y, al final, unían ambas partes con los corchetes. Eficacia al ciento por ciento.

Recordemos que, además, tenía una pierna escayolada, porque la última fractura en el hospital había sido la de la tibia. Esto complicaba también el cambio de pañales. Con cuidadito y paciencia... Hasta que me quitaron la escayola y yo aprendí a levantar las piernas por mi cuenta. Dice mi madre que siempre he sido muy espabilado. Yo creo que lo hice por supervivencia. De lo que deduzco que o ella tiene en muy alta estima a mi yo bebé, o yo lo subestimo.

Como siempre había estado tumbado, sentarme fue otro dolor de cabeza. Mis padres localizaron un carrito de bebé en Estados Unidos y lo trajeron —como hicieron con una hamaca de bebé hipersegura que solo se vendía allí por catálogo—. ¿Que qué tenía de especial el cochecito? Que se podía ir incorporando poco a poco para no forzar mis huesos. Lo habrían soportado sin problema y, de hecho, al poco tiempo, lo hicieron. Pero había un enorme desconocimiento. Y el desconocimiento lleva al miedo. Y el miedo lleva al lado oscuro...

Digamos que un punto de inflexión fue un encuentro de personas con OI en Madrid. La primera vez que conoces a otras personas con huesos de cristal es complicado. Lo he visto en otros padres cuando han asistido por primera vez a uno de los congresos anuales para médicos y familias que organiza la asociación.

Por un lado, eres más consciente de la realidad que le espera a tu hijo. Para bien y para mal. Conoces personas con afectaciones más severas (incluso casos muy graves de osteogénesis imperfecta) y a personas con afectaciones más leves que llevan una vida relativamente normal. Es lógico tener miedo. Muchos se derrumban en la primera toma de contacto. Pero luego, hablando con unos y otros, te van dando ideas, consejos y comentando experiencias que te hacen ser más optimista. Y no solo es positivo por ese optimismo, sino también por conocer cómo, en este caso, ayudar a tu hijo.

Uno de los primeros consejos que recibieron mis padres fue que lo mejor para mí era la fisioterapia y la estimulación física para que no hubiese un atraso cognitivo con respecto a lo correspondiente con cada edad y para que generase, en la medida de lo posible, una masa muscular que pudiese prevenir futuras fracturas.

Para lo segundo, mis padres optaron por la estimulación por imitación. Tumbarme o sentarme y empezar a mover las muñecas y los brazos con jolgorio —algo que cualquier bebé recompensa con risas— para que yo les imitase. No he vuelto a bailar sevillanas así de bien en mi vida.

Cuando fui más mayor (hablo de uno o dos años después), me sentaban con el cesto de calcetines limpios y yo, que siempre fui un poco pillo y un poco liante, disfrutaba como un enano tirándolos fuera y lanzándolos lejos. Así ejercitaba los brazos. Y también mis ganas de liarla siempre, para qué mentir.

Para la fisioterapia, a través de este encuentro de AHUCE en Madrid, conocieron a un médico especializado en osteogénesis imperfecta y a su mujer, que había sido fisioterapeuta de personas y bebés con OI en Estados Unidos.

Cuando esta me vio por primera vez, se le escapó un: «Qué bebé más grande para tener osteogénesis imperfecta». La realidad es que siempre he sido un poco el Pau Gasol de las personas con OI de mi generación. A excepción de los casos más leves que el mío. Mido 1,40 y he conocido gente de 1,25, por poner un ejemplo.

Pero las pocas sesiones que pudiera hacerme esa buena mujer no eran suficientes. Así que mi madre se puso, de nuevo, a buscar por Madrid. Calle a calle, prácticamente. Qué paciencia y cuántos kilómetros se habrá hecho la pobre por mí. No quiero ni pensarlo.

La suerte, más allá del diagnóstico y alguna que otra putada que me ha hecho a lo largo de estos veintiséis años, siempre ha acabado sonriéndome.

Con esto quiero decir que mi madre encontró justo enfrente de mi casa el centro de atención temprana de ADEMO. Sus siglas hacen referencia a algo que hoy día está obsoleto y que ellos mismos evitan nombrar, pero que en el momento de su fundación era una terminología aceptada: Asociación de Ayuda a Deficientes de Moratalaz.

En este centro se atendían —y se atienden— a menores de entre cero y seis años con algún tipo de discapacidad y ofrece servicios como estimulación y psicomotricidad o fisioterapia. Así que me aceptaron y mis padres consiguieron que su hijo tuviera el tratamiento que requería.

Allí tuve mis primeros momentos de sufrimiento de los que soy consciente. Al fin y al cabo, Juan Luis, el que fue mi fisio hasta los seis años, me hacía daño al aplicarme el tratamiento —nunca me rompí nada con él—, y yo lloraba y gritaba. Como casi todos los críos y bebés que estaban allí, por otra parte. Cuando empecé a hablar, para que yo estuviera entretenido mientras gritaba, me enseñó que él era del Atlético de Madrid y que si quería devolverle el dolor que él me causaba, lo mejor era decirle: «Atleti caca». No soy anticolchonero, pero creo que influyó más que casi cualquier otra cosa en que yo sea ahora del Real Madrid.

En este proceso de estimulación del bebé, mis padres me compraron un carrusel de juguete. Yo apretaba hacia abajo con mis manitas y unos caballitos giraban. Qué juguete más inofensivo, ¿verdad? Pues me temo que no. Nunca he sido muy hábil y un buen día me pillé la última falange del dedo corazón de una mano con el juguete. Y lo estiré para que no me doliera. No digo qué mano era porque es totalmente indiferente. Al poco (poquísimo) tiempo, cometí el mismo error, pero con la otra mano. Y desde entonces llevo los dos dedos corazones tiesos porque no puedo doblar esa última falange. En una ocasión, un señor increpó a mi pobre madre por la calle diciéndole que qué vergüenza, que vaya cosas le enseñaba a su hijo, en referencia a mi peineta constante que todavía me acompaña a día de hoy. Si le dijo eso a mi madre, pues qué quieres que te diga, se merecía mi peineta sin ninguna duda.

Para que el niño tuviese curiosidad, mis padres me pusieron muy muy pronto películas de dibujos animados. En especial películas Disney, la vieja confiable. Y la gran tortura para ellos fue *Mary Poppins*. La veía tanto que ya de bebé me adelantaba a las escenas haciendo gestos que imitaban la película. Y mis padres, encantados con ello, porque así el niño se movía y hacía ejercicio pasivo. Pero no sabían la que se les venía encima. Ahí descubrieron cuán pesado puedo llegar a ser. Borré dos cintas VHS de *Mary Poppins* de tanto verla.

Me la sabía entera y empecé a generar mi propio paracosmos marypoppiniano.* Hay una escena, en concreto cuando cantan «Supercalifragilísticoespialidoso», en la que aparecen dos parejas de señores mayores. Claramente eran mis abuelos, por supuesto. Yo hacía de deshollinador con el mando de la tele imitando, en la medida de lo posible, los números de Dick Van Dyke. O me

* Mundo imaginario paralelo en el que yo veía relaciones entre la película y la realidad porque me creía parte de la propia película.

tomaba la medicina que fuese porque «con un poco de azúcar, la píldora que os dan pasará mejor». Siendo algo mayor, me la tomaba (un simple analgésico para el resfriado) porque me decían que era la pócima de los irreductibles galos que tanto me gustaba leer en cómics.

Creo que mi primer *crush*, mi primer amago de enamoramiento platónico fue con Julie Andrews. Me encantaba todo lo que hacía y siempre la miré de una manera especial. Todo lo especial que puede mirar un niño de entre cero y ocho años, por supuesto, no seamos marranos.

Otra película que vi mucho porque tenía mucho en común con *Mary Poppins* fue *La bruja novata*. Canciones, Disney, animación y actores mezclados... Incluso parte del reparto se repetía, como el señor Banks y Emelius Browne, interpretados ambos por David Tomlinson.

En mi casa siempre hemos sido de bromas. Lo he heredado de mis padres. ¿Por qué lo digo ahora? Pues porque en *La bruja novata* hay una escena en la que, al mover la nariz, se convierten en conejos. Recuerdo que yo tenía cierta manía

—como muchos niños— de creer que las cosas de las películas podían pasar en la vida real. Así que un buen día, al sacarme de la bañera, en la cocina, decidieron mover la nariz y empezar a decir: «¿Y Felipe? ¿Dónde está Felipe? Aquí solo hay un conejo, hemos perdido a Felipe». Y yo me lo creí. Vaya drama. Como broma, es impecable, debo decir. Pero carajo, qué broma.

Aprovecho esta coyuntura para contar otras dos situaciones surrealistas que ocurrieron en esos años al sacarme de la bañera. En una ocasión, pregunté una duda muy de niño: «Para qué servía la colita». Ante la respuesta aséptica de mis padres de «Para hacer pis», yo pregunté: «Y ¿para nada más?». Me gustaría saber qué tendría que decir el señor Freud al respecto.

En otra ocasión, al sentarme desnudo sobre las toallas, mi colita quedó debajo de mí y mi madre gritó: «¡Ay! ¡Ahora es una chica! ¡Vamos a llamarle Felipa!». Y yo me eché a llorar. Otra broma que, aunque ahora estaría feo hacerla, también me parece impecable. Pero carajo, qué broma, madre.

Entre bromas, fisioterapia y preguntas incómodas sobre mis genitales, fue pasando el tiempo hasta que cumplí dos años. Dos años sin fracturas registradas. Y llegó el momento de que mis padres tomaran una tercera decisión de esas tan importantes y decisivas que me han hecho estar, llegar y ser como soy: decidieron buscarme una escuela infantil.

6

SALIR AL MUNDO

Mis primeras patrias fueron los libros. Y, en menor grado, las escuelas.

MARGUERITE YOURCENAR,
Memorias de Adriano, 1951

Una máxima que han mantenido mis padres hasta hoy ha sido que su objetivo era que yo viviese una vida lo más normalizada posible.

Creo que es importante diferenciar «normalizado» y «normal». Tenemos la presuposición de que alguien «normal» es quien se ajusta a los cánones sociales, aunque por suerte cada vez vamos desterrando más la idea de vernos obligados a ser «normales» y estamos empezando a luchar por ser nosotros mismos. Por eso hablo de una vida lo más normalizada posible que, en mi caso, me permitió sentirme uno más aun sintiéndome y sabiéndome diferente.

En esa línea decidieron buscarme una escuela infantil. Que aprenda a hacer amiguitos, por si acaso, debieron pensar. O quizá es que yo era un bebé demasiado plasta. Bueno, como casi todos —todos— los bebés.

A través de ADEMO conocieron una cerca de donde vivíamos. Bueno, «cerca». A unos diez minutos en autobús. Pero, claro, a finales de los años noventa los autobuses urbanos no estaban todavía adaptados, así que mi madre iba y venía empujando mi carrito de bebé. Es curioso cómo la historia se repite con mi madre haciéndose kilómetros y kilómetros por mí. Sí que querían librarse de mí unas horas. Ni Frodo Bolsón tuvo tantas ganas de deshacerse del Anillo Único. Es posible que tampoco anduviese tanto.

Como ya he dicho, la suerte ha tenido una relación curiosa conmigo. Porque uno no solo juega su partida con esas cartas que comentaba unas páginas atrás, sino que la vida sigue repartiendo ronda tras ronda y, en muchas ocasiones, una de esas manos nos toca un poco las pelotas, hablando mal y pronto. Y más si nos comparamos con el de al lado.

Mi madre me lo explicó una vez cuando de pequeño, encamado e ingresado en el hospital con una fractura de pierna, vi a unos niños corriendo y jugando por los pasillos a través de la ventana de mi habitación. Me daban mucha envidia. Más tarde lo entendí: era la planta de oncología infantil. Y lo que mi madre me dijo fue que «la vida es como una cola de supermercado».* Siempre te sientes mal porque ves que el de delante está más cerca de la caja, pero eso es porque nunca miras al de detrás.

Y en este caso, una vez más, a favor. La directora del centro tenía una hija con un caso leve de osteogénesis imperfecta y sabía gestionar la situación. Y cómo actuar en caso de una fractura.

Estuve en la Escuela Infantil Moratalaz Este hasta los cuatro años. Eran unos locales en el bajo de unos edificios con un patio pequeño en el centro y unos setos. Y un parque al lado. Siempre

* Léase al más puro estilo Forrest Gump.

hacíamos cosas que para mi mente infantil eran superinteresantes. Y la verdad es que, vistas con la perspectiva de los años, lo eran. Jugábamos a coger piñas piñoneras y a conseguir piñones que nuestras profesoras —o nosotros mismos— abrían con una piedra. La verdad es que más de un dedo con pinta de piñón se llevó un golpe con esas piedras.

Una vez en la escuela infantil, mi vida se redujo a un puñado de actividades básicas que se repitieron casi de manera imperturbable durante dos años. Eran aproximadamente en este orden: desayunar, dejar que mi madre subiese casi media hora cuesta arriba empujando el carrito de bebé, echar la mañana en la escuela, comer mal —siempre he sido de mal comer—, esperar a que me recogiera mi madre para, cuesta abajo, llevarme a casa y después de echar la siesta, ver dos o tres veces *Mary Poppins* mientras imitaba a los personajes hasta la hora de cenar y de acostarme. No era mala vida.

Reconozco que he sido un poco —bastante— simplista en el resumen. Todas las tardes mi madre, y mi padre cuando llegaba de trabajar, hacían cosas conmigo. Además de llevarme a ADEMO dos veces en semana a la fisioterapia, claro.

Me encantaba cuando mi madre me daba una caja y unos cuantos utensilios de cocina para que yo me metiese dentro y jugase a ser un pirata en su barco. Con remos y todo. Claro, ventajas de ser tan pequeño desde niño: entras en una caja.

Por cierto, apenas gateé. Y tardé bastante en andar. Así que mi método de desplazamiento era lo que en mi casa se ha conocido siempre como culear. Bad Bunny, yo acuñé ese término años antes de que existiera el reguetón. Consistía en desplazarme sentado en el suelo, impulsándome con brazos y piernas. Por ejemplo, esto era muy útil cuando jugaba a lo del barco pirata, he de decir.

Siempre fui un crío muy obediente. Nunca entré en la cocina ni en el baño hasta que ya tuve un buen uso de la razón. Me lo prohibieron para evitar que resbalase o que me cayese algo encima. ¿Mi límite? El cambio de suelo. En parqué, todo bien, pero nada de pasar al azulejo.

Digo que fui obediente porque lo fui. ¿Que de obediente fui tonto? También. No tengo recuerdos de liarla nunca hasta que ya tuve unos diez o doce años. Con dos o tres, mi madre me decía que me estuviera quieto en el sofá mientras ella se hacía el primero de dos viajes de cuatro pisos de bajada para dejar mi carrito de bebé en el portal y yo no me movía.

Pero no solo de jugar a los Playmobil y los piratas y de ver *Mary Poppins* vive el hombre. En casa siempre me leyeron mucho hasta que aprendí a leer por mi cuenta a los cuatro o cinco años. Fueron mis primeras enseñanzas orales: sonidos, texturas, colores, dibujos... Una manera de estimular mi mente diminuta que me ha traído, sin duda, hasta donde estoy.

Los primeros libros que leí fueron las historias de Barco de Vapor a través de la voz de mi madre. Tendría unos tres o cuatro años. Todavía recuerdo algunos títulos como *El jajilé azul*, que iba de un animal que quería ser todos los demás y, al final, era un todo y nada a la vez; o uno que me hacía mucha gracia que se titulaba *Siete casas, siete brujas y un huevo.**

De más pequeño jugábamos con libros de texturas y siempre me dieron asco. No lo puedo evitar. Me han dado grima muchas texturas y sensaciones táctiles a lo largo de mi vida. Por ejemplo, no soporto la arena. Me encanta el mar, pero la arena es tremendamente asquerosa, pegajosa, escurridiza y molesta.

Ya lo dije, pero lo repito. Mi primer viaje oficial fue a la Exposición Universal de Lisboa de 1998. Con dos añitos. Y bueno, el viaje ni tan mal. Meses después, esa Semana Santa, fuimos por primera vez a la playa. Y vaya llantina me pegué cuando toqué la arena con las manos. Puro asco. Ni tan pequeño la aguantaba. Me tenían que poner una toalla impoluta debajo para que no me quejase.

Este asco generalizado por las texturas que no

* Después de escribir esto he tenido la necesidad de buscar esos libros en casa de mis padres. Los he leído y me han seguido pareciendo divertidísimos.

son como tienen que ser también me ha afectado —y me afecta— en la comida. Hay cosas que no soporto comer solo por cómo suenan en mi boca o el tacto que tienen. Cuando todavía no hablaba, me daba tanto asco el puré que lo escupía. Y un día mi bendita madre, harta del niño de las narices, me untó la cara y las manos de puré. Llantos y gritos mediante, aprendí la lección. Cómete los problemas antes de que te pringuen.

Siempre fui muy consciente de que las cosas me daban asco y, dentro de mis posibilidades, las evitaba. Como era un niño muy mocoso, los mocos muchas veces me acababan haciendo vomitar lo que había comido. En esos momentos mi objetivo no era echarlo todo, eso no me importada, mi objetivo era no mancharme ni entrar en contacto con mi propio vómito. Así que, aunque apenas hablaba, yo le decía a mi madre «mamá, toalla» —para taparme el cuerpo y que no me salpicase absolutamente ni una gota— y ella sabía que la traca estaba por venir.

Aprendí a hablar, en palabras de mi padre, «demasiado pronto». Y ese «demasiado» no hace referencia a mi precocidad, sino a lo turras que podía y puedo llegar a ser. Hasta que cumplí doce o trece años, mi familia al completo —tíos, tías, abuelos, abuelas...— me hizo creer que mi primera palabra había sido «claraboya». Si es que de bueno, fui tonto. Y oye, como broma, una vez más, impecable. Pero podían haberla desmentido en algún momento de esos trece años...

Lo pienso ahora según escribo y, coño, supe antes lo de los Reyes Magos que lo de mi primera palabra. Qué vergüenza para mí y qué maravilla de trola para mi familia.

Y por seguir una línea natural en los niños, ahora que ya he hablado más o menos de cuando empecé a hablar... Hablemos de cuando empecé a caminar.

Al principio mis padres, una vez más, con miedo ante lo desconocido de si su hijo se podía romper o no al ponerse de pie, lo hicieron con el más absoluto de los cuidados. Si lo de darme la vuelta o ponerme boca abajo fue un número excelente, lo de enseñarme a caminar fue otro nivel.

Arreglaron un arnés de tela de un columpio de bebé, de esos que metes las piernitas y te sientas, y le pusieron dos correas para hacerme andar como una marioneta. Ejercicio pasivo, lo llaman. Y poco a poco fueron perdiendo miedos.

Aunque si hablamos de ejercicio pasivo, debo hablar de mi primer triciclo. Porque el niño tenía que fortalecer las piernas, pero no podía hacer un movimiento muy agresivo, no se fuese a romper. Así que buscaron, cómo no en Estados Unidos, un triciclo con manillar y cinturón de seguridad para que le diese a los pedales sin hacer fuerza. El triciclo más seguro del mercado. Y no trajeron uno, no. Trajeron dos. El otro para dejarlo en la casa de campo de mis abuelos, donde pasábamos largas temporadas en verano.

Volviendo a lo de caminar. Tardé mucho en echar a andar por mi cuenta; hasta pasados los dos años no lo hice. Tenía miedo. Un miedo curioso porque nunca me había roto nada caminando. De hecho, no me rompía nada desde que salí del hospital a los dos meses de nacer. Pero tenía un miedo intrínseco a caminar y caerme difícilmente explicable. Es un temor que he llevado en mi mochila desde que recuerdo. Como ese siervo que iba tras un general romano en su desfile triunfal diciéndole: «*Memento mori*», recuerda que eres mortal. Solo que a mí me dice: «Cuidado con el escalón».

No sé si habéis visto la película *Dumbo*, pero es el mejor ejemplo posible para explicar cómo eché a andar. Dumbo podía volar por sus grandes orejas, pero tenía miedo a hacerlo, así que su amigo, el ratón Timothy, le regala una pluma mágica que, si la agarra con la trompa, le da la capacidad de volar.

Mi pluma de Dumbo fue un juguete con un palo que terminaba en una rueda.

Me la regalaron mis abuelos Pe y Eña en la feria de la Virgen de Velada, donde ellos tenían una casita de campo. Y cuál fue la sorpresa de toda la familia que, de la mano de ese juguete tonto, Felipe echó a caminar prácticamente solo.

En esa casa de campo, los niños teníamos la

costumbre de correr —o hacer que corríamos como patosos y a cámara lenta— detrás de un coche cuando se iba o llegaba. Y un día, estando en el jardín delantero, llegó mi abuelo en su coche y yo eché a caminar deprisa hacia él. Iba de la mano de mi abuela Eña. Y me caí. Me rompí el fémur izquierdo.

Cuando he tenido fracturas, hayan sido poco o muy dolorosas, he sabido que lo eran. Son un dolor y una sensación característicos. He tratado de explicarlo muchas veces y sigo sin ser capaz. Simplemente es. Y lo sabes. Quizá el símil más cercano sea —sin acercarse siquiera— la sensación de crujir un tablón con tus manos, seguido de un calor como si te derramasen mercurio por dentro acompañado de un dolor intensísimo.

Pero la peor parte de una fractura no es el momento exacto en que sucede. Son los minutos u horas inmediatamente posteriores, cuando estas caído en el suelo y la fractura está en constante choque contra el suelo duro, no te puedes mover y sientes cómo tus músculos se sacuden intentando asimilar qué acaba de ocurrir. Cada espasmo muscular es un martillazo extra. Una vez inmovilizada la rotura, el dolor remite de forma notable y con el analgésico adecuado y sin moverte, diría que hasta puede llegar a desaparecer.

Mi abuela todavía recuerda, veintitrés años después, la primera fractura de su nieto tras salir de la incubadora. Ella ha sido la única que me ha sabido decir qué fémur me rompí. Cerró los ojos y me lo dijo sin dudar. Dice que es incapaz de olvidar la imagen.

El procedimiento posterior fue el primero de muchos. Mis padres habían aprendido a inmovilizar una fractura en esos encuentros de afectados y médicos que organizaba AHUCE y, además, mi madre había sido auxiliar de enfermería, con lo que tenía conocimientos teóricos de cómo gestionarla. Lo que supongo que no les enseñaron nunca a mis padres es cuando la persona a la que tienes que inmovilizar y trasladar en coche o ambulancia a un hospital es tu propio hijo. Son cosas que creo que no se aprenden ni con la experiencia, ni con la repetición, ni con el paso del tiempo.

Resumen: fractura de fémur izquierdo, inmovilización y ambulancia a Madrid. Y una vez en el Gregorio Marañón, pierna colgada durante aproximadamente un mes. ¿Cómo se cuelga una pierna? Se inmoviliza con una férula —una escayola abierta a la mitad—, vendas y una cuerda que sale de ellas y acaba en un peso pasado por una polea. Y pierna para arriba como el que quiere secar un jamón.

A esa fractura le siguieron otras. En esos años, entre los tres y los cuatro, me hice otra cuando, en la noche de Reyes, pisé un hueso de aceituna y fui al suelo. Me rompí otro fémur.* Lo peor ahí no fue la lesión en sí, que fue como tantas otras veces, sino todo lo que me iba a perder por la rotura.

Esa ocasión no estuvo tan mal. No solo porque me operaron por primera vez y me pusieron un clavo en el fémur, una varilla que va por dentro del hueso y le da robustez, además de evitar

* Es difícil, por no decir imposible, saber qué fémur ha sido cada vez que me lo he roto. En total he tenido diez, fractura arriba o abajo.

que, en caso de hipotética fractura, esta se desplace. Sino porque por Reyes vino parte del equipo de fútbol y baloncesto del Real Madrid al hospital a traer regalos. Apenas los recuerdo porque, además de ser muy pequeño, estaba saliendo de la anestesia. Pero si después de «Atleti caca» hay algo que haya inclinado la balanza por el Real Madrid, fue eso.

El siguiente problema que se les presentaba a mis padres era cómo carajo entretienes a un niño de tres o cuatro años que estará encamado alrededor de un mes en el hospital. Pues con juegos de mesa, puzles, cartas, parchís... Me sé o he jugado a todos o casi todos los juegos de cartas y de mesa habidos y por haber. Aprendí a jugar al ajedrez a los tres años no por superdotado, sino por supervivencia.

Mi madre me enseñó los movimientos básicos y nunca se dejó ganar. Si vencía, sabía que era por méritos propios. Tanto era así que estuve mucho tiempo sin querer jugar con ella porque siempre perdía y a mí no me gana nadie, ni siquiera a competitivo. Luego aprendí a jugar bien y, desde entonces, ella no ha querido volver a jugar conmigo. No sé por qué será.

Mi abuela Eña, al ver este percal, optó por una decisión de la que estoy seguro se arrepintió mucho en los años posteriores durante los que le di la turra cuando le pedía jugar una y otra vez. Removió cielo y tierra, fue de biblioteca en biblioteca, de librería en librería, para encontrar un manual de ajedrez asequible que ella pudiera estudiarse. Y lo encontró. Y aprendió. Y todo para jugar con su nieto. Santa paciencia, oigan. Y qué determinación.

Así que, bueno, como de niño no tuve videojuegos y pasaba mucho tiempo quieto, acabé desarrollando gustos y curiosidades que poco iban con mi edad. A los tres años quería una boina como la de mi abuelo, a los cuatro me obsesioné con las jotas manchegas y talaveranas, a los cinco años obligué a mis padres a llevarme a Toledo a ver gárgolas. Culpa de *El jorobado de Notre Dame* y de una serie que volví a ver hace poco y me siguió pareciendo buenísima, *Gargoyles*, estrenada en 1994. ¿A qué chaval le apasionan las gárgolas? ¿Qué crío canta y escucha jotas hasta dar migraña a sus padres? ¿Qué tipo de niño pide tener una boina? Uno muy raro, la verdad. Creo que uno entre diez mil.

LO DE CRECER

7

LOS PRIMEROS CAMBIOS

Antes de que existiera el Imbécil yo no era tan cochino, te lo juro, pero un buen día descubres que cuando más se ríe tu hermano es cuando dices una cochinada, y entonces te emocionas con la esperanza de matarlo de risa.

MANOLITO,
en *Manolito Gafotas* (1994),
de Elvira Lindo

De niño empaticé mucho con Manolito Gafotas porque yo también tenía gafas, era resabido y mi mundo cambió cuando llegó mi hermana María. Creo que fue el primer personaje de ficción con el que me sentí verdaderamente identificado. Y eso que no le puse ningún mote a la pobre de mi hermana, que ninguna culpa tiene de haber nacido, culpa que, por otro lado, yo sí tengo.

Para ponernos en situación, yo era un niño muy sociable pero era hijo único. Tenía muchos amigos en clase, pero como mi colegio —ya os hablaré de él más tarde, porque era la leche— estaba todavía más lejos que la escuela infantil, me llevaban y traían en autobús cada día y mis amigos no eran vecinos con los que bajar a jugar al parque. Todos mis vecinos eran gente mayor que a día de hoy, lleva (muchos) años muerta.

Solo tenía uno casi de mi edad, Miguel. Nuestros padres se hicieron amigos y a la fuerza ahorcan, así que muchas veces jugábamos juntos. Lo pasábamos bien, pero en el momento que yo me mudé cuando tenía cinco años, perdimos el contacto, porque además él se fue a vivir a Jaén. Nuestros padres quedaron una o dos veces en los años siguientes y a mí me pareció un niño insoportable. Sé de buena tinta que yo a él también le caí regular esas veces. Y digo que lo sé porque años después volvió a Madrid y se matriculó en mi instituto. Y desde entonces, somos inseparables.

Volviendo al tema de por qué me creía Manolito Gafotas, resulta que yo no tenía niños con los que jugar en mi barrio, y en la familia solo estaba mi primo, dos años menor, con el que jugaba cada fin de semana que íbamos a ver a los abuelos. Así que a mis cuatro años hice una ecuación muy sencilla: despejé la equis y les pedí a mis padres un hermanito con el que jugar.

Aquí llegó la que puedo catalogar como mi primera decepción vital: cuando nació mi hermana, no nació un bebé de dos o tres años con el que jugar, sino un bebé bebé. De esos que lloran y mean y cagan y comen y duermen y nada más.

Pobre de ella, no es su culpa. Todos hemos pasado por esa fase de ser un saco babeante que grita cuando no debe gritar, come cuando no tiene que comer y caga..., bueno, caga todo el rato.

Manolito decía que su mundo era mejor con su hermano el Imbécil y ese no fue mi caso. Sin mi hermana María y sin Isabel y Cristina, que llegarían años después, yo no sería yo. Pero lo cierto es que mi mundo sí dio un giro de trescientos sesenta grados que no esperaba y que no estaba escrito en el contrato que firmé cuando pedí un hermanito con el que jugar.

Lo primero que ocurrió fue que nos mudamos. Ahora sí que era imprescindible que tuviera ascensor, con un bebé y un niño de apenas cinco años que llevaba tres fracturas de fémur en tres años. Y mi casa nueva no me gustaba. Además, ya no venía mi tío a jugar conmigo cada fin de semana.

Recuerdo que cuando llegó mi hermana, sentí fervor por ella y me quedé a su lado mucho rato, acunándola en su mecedora. Pero entré en pánico cuando se echó a llorar. Parecía un cerdo en el matadero. ¿Y si se había roto algo? O peor aún: ¿y si yo le había roto algo?

Claro, mi hermana no tiene osteogénesis imperfecta, pero eso es algo que a mí me costó entender. Yo sabía y comprendía perfectamente que otros niños no la tenían porque... porque patatas.* Pero que mi hermana, hija de las mismas personas que yo, no tuviera huesos de cristal me costó asimilarlo.

Incluso cuando lo entendí, algo en mí se removía al verla. Pobre, le retrasé el caminar porque cada vez que se ponía de pie le pegaba un grito y ella, como bebé que era, se sentaba en el

* Me encanta usar esta expresión para referirme a algo que es así porque sí.

suelo. ¿Y si se caía? Claro, porque ante todo yo no quería que mi hermana, por mucho que hubiera puesto patas arriba mi mundo sin que yo quisiera, pasase los mismos malos ratos que yo había pasado de fracturas, escayolas, hospitales y médicos.

Lo segundo que cambió fue lo que le cambia a cualquier niño cuando tiene un hermanito: ya no es el centro de todo. Nunca me costó compartir y jugar con ella, pero creo que ya me reconcomían las tripas ese ego que me ha llevado a querer hacer algo que trascendiera y que me convirtiese, en cierta manera, en el centro de atención.

Y lo tercero que cambió fue todo lo demás. No podía creer que ahora tuviera una hermana y que, en cuanto creciera un poco, podríamos jugar a los piratas, a los Playmobil y esas cosas juntos. Era justo lo que yo había pedido a mis padres y a los Reyes Magos durante años, y ahora no hacía más que llenar de galletas el VHS y pintar mis libros.

Siempre he admirado el valor que tuvieron mis padres para tener ya no solo un hijo que podía nacer con algún tipo de discapacidad como fue mi caso, sino también el coraje de apostar por un segundo embarazo con todos los riesgos y miedos que eso pudiera acarrear.

Hago aquí un inciso que creo pertinente para explicarte por qué yo no quiero tener hijos, y mucho me tendrían que convencer para ello. No es cuestión de que no quiera traer un niño a este mundo cruel y despiadado donde las temperaturas cada día son más altas y donde la calidad de vida irá disminuyendo previsiblemente generación tras generación. No, no quiero tener un hijo o hija que pueda heredar la osteogénesis imperfecta. No porque no quiera que sufra las mismas mierdas que he sufrido yo, que también, sino porque no sé cómo gestionaría verle sufrir una fractura sin poder hacer nada, sabiendo con todo detalle lo que duele. No sabría ser el apoyo que necesitaría ni podría acompañarle en el dolor sin venirme abajo. No estoy preparado para ello.

Volviendo al tema, admiro la valentía de mis

padres en el caso de mi hermana y de que en este segundo embarazo saliera todo bien. Iban a tener que lidiar con un bebé, con todo lo que eso implica, y con un hijo como yo. Cuando digo esto no es que yo diese problemas y me portase mal, ya he dicho que de bueno era tonto.

«Como yo» significa un niño que no solo se puede romper algo en cualquier momento, sino que además requiere unas atenciones extras en el día a día. Un pequeño resumen de esto en el periodo que va de los cinco a los doce años sería este:

Mi padre me estuvo llevando a natación todos los viernes durante años y yo lo odiaba. Siempre he odiado el agua, por muy buena que sea para quienes tienen osteogénesis imperfecta. Afirman que es muy buena porque permite ejercitar todos los músculos del cuerpo sin que estos tengan una presión excesiva y sin el esfuerzo extra que provoca la gravedad, además de la posibilidad intrínseca de caerte siempre que estás fuera del agua —o del espacio exterior, según tengo entendido.

Para mí cada viernes era un calvario tan solo

por tener que ir a natación. Lo detestaba tanto que me ponía enfermo la sola idea de tener que ir. Y sí, literalmente me ponía enfermo. Me daban náuseas y no me encontraba bien. Además, siempre me agobió el eco que había en la piscina y que hubiera tantos niños corriendo o nadando cerca de mí. ¿Y si me daban una patada? ¿Y si me empujaban o se me caían encima?

Es una obsesión que me acompaña a día de hoy, siempre tengo mil ojos cuando estoy en sitios con gente que no conozco; no tienen por qué tener cuidado conmigo, no saben lo que pasa, el que debe tener cuidado soy yo con ellos. Ese continuo runrún para evitar volver a llevarme un susto. Esa sensación que vivo casi a cámara lenta cuando estoy en un momento crítico de fractura, te caes, te empujan, te pisan, te golpean..., como cuando en una película vemos cómo una taza se cae al suelo con dramatismo y se hace —o no— añicos. Es posible que esa sea una de las peores cosas de la osteogénesis imperfecta, no por terrible, sino porque no te abandona nunca.

Me han dicho ya varias personas que sus mejores fracturas han sido dentro del agua porque como flotas, no te duele, pero es algo que no quiero probar. Solo en una ocasión me rompí en la piscina y fue estando agarrado al bordillo. Mi húmero derecho no lo soportó y decidió romperse, así que no convalida como «fractura en piscina».

También iba cada martes y jueves a fisioterapia. Cuando, por edad, tuve que dejar ADEMO, mis padres consiguieron, tras mucho pelearlo, que me diesen servicio de fisioterapia infantil en la Seguridad Social.

Tan poco habitual era mi caso* que estuve yendo a un gimnasio de adultos con fisioterapeutas para adultos durante muchos años. Y claro, yo era la atracción del día, algo que no me desagradaba en absoluto. Mi pequeño ego iba en aumento.

Además, por si toda esta atención y tiempo

* Era poco habitual porque la Seguridad Social raramente da servicio de fisioterapia de continuo, ni a niños ni a adultos, a pesar de que enfermedades como la osteogénesis imperfecta lo requieran.

invertidos en mi salud fuesen poco, debemos sumar que mi madre me estuvo llevando durante años a hacer *shiatsu* y *sotai*, dos terapias japonesas que cambiaron de manera radical mi calidad de vida.

Mi madre lo conoció por televisión, como todo en esa época, y al ver que se trataban de masajes nada agresivos y de corrección postural sin forzar nada, decidió probar. Y dio con una de las personas más humanamente maravillosas que he conocido nunca, Arturo Valenzuela, director de la escuela.

Cuando Arturo me vio, se lo tomó como un reto personal y me trató él mismo durante años, hasta que por viajes de trabajo tuvo que delegar en otros compañeros. Nos hicimos amigos y durante las sesiones charlábamos de todas esas cosas de las que se puede charlar con un niño de entre cinco y diez años. Él me decía que algún día iba a llegar lejos y yo, que ya con esa edad sabía que quería llegar lejos y hacer algo en la vida pero no sabía cómo se hacía, siempre le dije que de mayor sería presidente del Gobierno.

Con el *shiatsu* y el *sotai* no solo conseguí una corrección corporal y de columna que asombró a los propios médicos tradicionales que renegaban de estas técnicas, sino que llegué a crecer casi quince centímetros en poco más de medio año. Una auténtica locura impensable para mis padres.

Pues bien, además de todo esto, y repito, sin contar fracturas, estaba toda esa ristra de médicos a los que iba periódicamente a revisión. No solo a traumatología, sino también a neumología, endocrinología, oftalmología o alergología, lo que se traduce en una media de dos consultas al mes, es decir, un par de mañanas mensuales.

Y con todo esto, jamás desatendieron a mi hermana. Ni aun cuando las cosas se ponían difíciles. Porque los principios de los 2000 fueron hostiles para las personas con discapacidad y casi nada era accesible. Seguía sin haber autobuses adaptados y la gente no veía con buenos ojos a una pobre mujer con una silla de ruedas y un carrito de bebé. La de taxistas que ignoraron a mi madre, lloviese o tronase, para no subirnos a mi hermana y a mí en sus coches. Al final, mi madre, infalible una vez más, desarrolló una técnica que ya podemos catalogar de ancestral: nos escondía de alguna manera a mi hermana y a mí (tras unos árboles, una marquesina...), paraba el taxi, le abría las puertas y entonces nos hacía salir. Así el taxista no podía huir sin nosotros al tener las puertas abiertas de par en par.

Mi madre sigue contando, escandalizada, que en una ocasión, cuando iba conmigo y mis tres hermanas, una señora nos paró y quiso darle dinero porque «pobre mujer con tanto niño y encima uno enfermo». Me gustaría decir que esto ya no ocurre, pero aunque la cosa ha mejorado, el concepto de dar limosna a alguien por tener discapacidad sigue ocurriendo.

A mí me pasó hace unos años, en la iglesia del Sacre Coeur de París, que estaba sentado en mi silla de ruedas admirando la cúpula central, sin más, y un hombre decidió darme —tirarme al regazo— cinco euros. Fue tan inesperado que me bloqueé y cuando quise reaccionar y entender qué acababa de pasar, ya se había ido.

A la salida le di el dinero a una señora que de verdad estaba pidiendo en la puerta de la iglesia y me fui de allí lo más rápido posible por miedo a que el tipo me viese fuera caminando, empujando la silla, y me reclamase los cinco euros o vete tú a saber.

Cuando era niño pasábamos gran parte de los veranos en Talavera y alrededores, en casa de unos abuelos y otros. Y hacían conmigo cosas que me encantaban y que a ellos también: cosas de abuelos.

Con mi abuelo Vicente, por ejemplo, le cogí aún más gusto al fútbol, sobre todo a verlo con él, y aprendí a jugar al dominó. Ah, y también me enseñó alguna jugada de ajedrez —creo que sin saber demasiado— para que pudiese ganarle a mi madre, su hija. Con mi abuelo Felipe tengo el claro recuerdo de ver *Cruz y Raya*, *Grand Prix* o *Escenas de matrimonio* en el jardín de su casa de campo. ¿Qué tipo de niño de siete años se ríe viendo *Escenas de matrimonio*, por favor?

En esos veranos me encantaba regar el campo, las flores, el césped, el cemento, los adoquines..., lo que fuera. Pero, sobre todo, regar a la gente. Descubrí por mis propios medios lo graciosa que podía llegar a ser la mítica broma de bloquear una manguera y cuando el otro menos se lo espera, abrirla de golpe y empaparle. Así fue cómo descubrí por mí mismo el humor más precario de todos, el de la cáscara de plátano y el resbalón, o el de la flor que escupe agua en la solapa.

Con mis abuelas jugaba mucho, todo el rato, hasta agotarlas. A las cartas, parchís, oca, ajedrez, daba igual. Y mi primo y mi hermana se sumaban al carro. Y las hermanas de mi abuela Eña, Feli, Cucu y Chelo. Y la hermana de mi abuelo Felipe, Juani. Y quien fuera que estuviera por allí acababa engañado para jugar conmigo —conocido vulgarmente como «el niño»— a lo que tocase en ese momento.

Poco después mi tío Álvaro, cuñado de mi madre, me pilló por banda y empezó a llevarme al lado oscuro de los juegos de rol y los videojuegos. Empezamos por cosas sencillas como *Poké-*

mon, pero luego, durante mi preadolescencia y mi adolescencia, nos enganchamos irremediablemente a jugar cartas Magic hasta que nuestro bolsillo se resintió.

Tuve pocos videojuegos porque me sobreexcitaban y acababa siendo un verdadero dictador insoportable hijo de puta de siete años. Me los restringieron durante un tiempo hasta que una oftalmóloga les dijo a mis padres que eran positivos para corregir mi estrabismo. Así que ahí también me los restringieron, pero menos.

La última cosa de señor mayor que llevo haciendo desde que tengo unos cinco o seis años es escuchar la radio. Todo el rato. Sobre todo antes de dormir. Nunca vi *Física o química* ni *Los Serrano* —he tenido que ponerme al día años después—, en parte porque mis padres me mandaban a la cama, en parte porque me iba de buena gana para escuchar un ratito mi radiocasete antes de dormir. ¿Qué chaval de mi generación no vio ninguna de esas series porque estaba con un transistor bajo la almohada escuchando la quiniela* como un señor de setenta años?

Algunas noches escuchaba solo música, pero otras tantas me quedaba dormido escuchando el programa deportivo de turno. No creo que entendiese exactamente todo lo que comentaban sobre fútbol y deporte en general gente como Javier Ares, Agustín Castellote, de la Morena o los últimos coletazos de *Supergarcía*, pero es que la radio tenía algo que me embelesaba. ¿De verdad había gente a la que pagaban por hablar para que otros las escuchasen? Eso tenía que probarlo yo algún día.

* Revisando este texto he recordado que estuve un tiempo echando la quiniela. Pero, por favor, ¿qué clase de niño-anciano fui?

8

EL COLEGIO

La única patria que tiene el hombre
es la infancia.

Rainer Maria Rilke

Creo que nunca he sido tan feliz como en la etapa del colegio. Allí me enseñaron muchas cosas, pero quizá la más importante fue el concepto de inclusión sin conocer la palabra «inclusión». Yo era un niño más sin llegar a ser igual que los demás. Jugaba, participaba en clase, hacia amigos y comía mal en el comedor, como todos los niños. Solo que había que tener especial cuidado conmigo porque de vez en cuando —más a menudo de lo que recomiendo— me rompía algo. Una vez al año, de media.

Corrijo, en el CEIP Fontarrón de Moratalaz no nos enseñaron qué era la inclusión, nadie vino a darnos una clase o a explicarnos cualquier teoría vacía. Allí nos hicieron vivir en inclusión, a todos por igual. No me sentí diferente hasta que años después cambié al instituto, pero eso es otro capítulo.

El colegio era lo que en su momento se llamaba «colegio de integración de motóricos», es decir, un centro en el que por cada clase había uno o dos alumnos con alguna discapacidad. Además, contaban con una enfermera, Raquel, y un fisioterapeuta, Carmelo, para que todos los alumnos con discapacidad o con alguna lesión recibiésemos la atención que requeríamos.

Era —y es— un colegio público donde además de seguir un método de enseñanza «tradicional», se enseña y educa a los niños mediante actividades y juegos que promueven valores como la igualdad, la integración, la salud tanto física como mental, la higiene... Y hablo de todos los años 2000, ya era un centro muy adelantado a su tiempo.

Cuando me matricularon, mis padres fueron a hablar con la plantilla de profesores para explicarles en qué consistía la osteogénesis imperfecta y, en resumen, fue algo así como: «Si se rompe estando en el colegio, que son cosas que pueden pasar en cualquier momento, lo llevamos al hospital, se recupera y vuelve».

Yo se lo expliqué también a mis compañeros en la manera en que se comunican los críos de cinco años. Todos lo entendieron y respetaron a pies juntillas. Tanto que lo siguen haciendo a día de hoy. La realidad es que yo tenía muy claro de qué iba mi movida. En una ocasión casi rompo a llorar porque una profesora me cogió en brazos y me dijo: «Tranquilo, que yo te cojo fuerte», y yo solo reaccioné suplicando: «Fuerte no, por favor, fuerte no». Se lo explicaron e inmediatamente cambió la palabra «fuerte» por otra más segura.

A pesar de la buena acogida del centro, cobardes hay en todos lados. El primer ejemplo de cobardía que yo viví lo he conocido documentándome para escribir este libro. La que fue mi profesora en mi primer curso en ese colegio —porque le tocó serlo— se negó a llevarme de excursión a la granja escuela de educación infantil que había ese año porque le daba miedo que me pasase algo, así que la profesora de la clase de al lado dijo: «Pues yo sí me lo llevo». Y no solo lo hizo, sino que Rosa Martínez me acogió en su clase durante lo que quedaba de educación infantil y luego fue posiblemente la mejor directora que ha tenido ese colegio. Se convirtió en una de esas personas que recuerdas con mucho cariño y admiración durante toda tu vida.

Durante esos años aprendí muchas cosas y la mayoría las descubríamos por nosotros mismos. Por ejemplo, cuando estudiamos la prehistoria, una madre enterró en el arenero del patio puntas de flecha, piedras y huesos varios para que nosotros los desenterrásemos, los hallásemos y los catalogásemos.

Una de las cosas que más me marcó de niño fue poder ir a dar una charla al Centro Superior de Investigaciones Científicas con apenas cinco años. Fuimos toda la clase como parte de un proyecto de aprendizaje científico y expusimos a los buenos señores y señoras del CSIC cómo funcionaban las palancas, las poleas, el principio de

Arquímedes o el principio de la gravedad de Newton.

Y no fue algo de una semana, estuvimos mucho tiempo investigando en clase cómo funcionaban cada una de esas cosas, aprendiéndolas por nosotros mismos y experimentando, de tal forma que explicarlo no nos costó demasiado. Así que allí me presenté yo, en la sede del CSIC, con cinco años, mi lección aprendida y una corbata de Mickey Mouse que me habían comprado para la boda de mi tío Vicente, a la que no pude ir porque me rompí un fémur. No entiendo cómo lograba no ser un niño repelente.

Durante esos felices años también aprendí conceptos como la democracia e ideales como la justicia sin tener ni idea de cómo se llamaban esas cosas.

En el centro habían asentado un sistema en el que cada clase elegía un delegado y un subdelegado que mensualmente se reunían con el resto de delegados y subdelegados y con la Junta Directiva para plantear propuestas, recibir reprimendas por malos comportamientos generalizados o abordar temas que considerábamos importantes para el colegio. Y yo fui delegado durante cada uno de los seis años que estuve en primaria.

Mediante votaciones conseguimos cosas como, por ejemplo, que nos dejasen subir solos a clase sin hacer fila y sin profesoras, como niños adultos que creíamos que éramos. Y también votamos cosas que la Junta Directiva nos explicó muy amablemente que era inviable llevar a cabo. ¡Queríamos gomina en los baños! Y ¡taquillas individuales en todos los pasillos como en un colegio americano! Cuánto daño hizo *High School Musical*.

Cuando entré en el colegio, la manera de gestionar a los alumnos con diversidad funcional durante las horas de recreo era meterlos en el gimnasio con el equipo de cuidadores y cuidadoras que se encargaban de sondar, cambiar pañales, abrir meriendas o lo que hiciese falta.

Pero yo era un niño que, de inquieto, era tocapelotas y no me gustaba estar encerrado en un redil como si fuésemos ganado por el simple motivo de que así éramos más sencillos de controlar y de ayudar.

Así que, aprovechando que era delegado, empecé a insistir en que nos dejasen salir al patio y sufrí las primeras presiones en mi corta historia política. Las cuidadoras venían a recriminarme que insistiera tanto a la Junta Directiva —presidida por Rosa, esa profesora que he dicho que quiero y admiro todavía a día de hoy— para que nos liberasen de aquel encierro. Y en palabras de la propia Rosa: «En parte por lógica, en parte por pesado, acababas consiguiendo muchas cosas». Fue mi primera victoria política. Y todavía más que la libertad que merecíamos, disfruté el haberlo conseguido hacer justicia peleándola.

Otra de las batallas que lidié con Rosa fue pedir materiales para jugar en el patio. Digo «con Rosa» en ambos sentidos de la expresión. Porque, aunque ella tenía que aparentar y posicionarse en contra, en el fondo estaba de mi lado. Y lo conseguimos. Obtuvieron una subvención para implementar dos mesas de ping-pong, un futbolín, bolos, un juego de la rana y materiales para jugar a deportes como fútbol o baloncesto. Disculpa que estos últimos se me hayan escapado, pero no los utilicé demasiado. Por lo que sea...

Ojo, que durante la mayoría del tiempo que estuve en ese colegio me pasé todos y cada uno de los recreos jugando al fútbol. Mis amigos lo adaptaban para que yo pudiera jugar. En lugar de un balón de reglamento Mikasa que podía derribar un Boeing-747 de un chute, utilizábamos una pelota de gomaespuma o una de plástico. En lugar de hacer entradas a degüello, íbamos con cuidado de no partirle los tobillos al de al lado, en lugar de jugar como delantero, jugaba de portero sentado en mi silla de ruedas, y en vez de tener una portería normal, tenía otra con la altura justa a la que yo podía llegar estirando el brazo sentado en la silla.

Y me rompí, vamos si me rompí jugando al fútbol. Pisando balones, recibiendo balonazos, pegando patadas al suelo en lugar de a la pelota... Incluso volqué y se me cayó la silla de ruedas encima. Esa sí que fue terrible, me hice añicos la cabeza del fémur y tuvieron que hacerme una operación muy complicada, pero lo peor no fue eso. Lo peor fue que me perdí la comunión de mi primo.

Dicen que cuando me rompía algo, no lloraba, aullaba de dolor, hasta que me alineaban la fractura. Ahora lo controlo mucho mejor. Las recuperaciones sí eran como las de ahora y rondaban los dos meses como mínimo. Ahora me pido la baja y cobro una basura porque soy autónomo, pero en ese momento perder tanta clase podía ser crucial para que siguiese bien el curso. Así que mis padres y el colegio se pusieron manos a la obra para pelear que, una vez en casa, la Comunidad de Madrid me pusiera profesores a domicilio para esas semanas.

Otra vez mi madre a ir de puerta en puerta y a hacerse kilómetros para conseguir que su hijo llevase una vida lo más parecida a la del resto de los niños. Y lo consiguió. Acabó logrando, junto con el colegio, que me pusieran profesores en casa cuando tenía una larga recuperación. Yo lo odiaba, porque eran señores aburridos que venían un par de horas a explicarme cosas que yo ya sabía, pero visto con perspectiva... qué habría sido de mí sin tener ese recurso... Quizá hasta habría tenido que repetir algún curso.

La verdad es que nunca me costó aprender, seguramente por haber tenido que estar tanto tiempo parado y haber ejercitado la mente a base de libros y juegos en lugar de las piernas corriendo en el parque. Hasta sexto de primaria fui un niño de sobresaliente y apenas estudiaba. Incluso volvía a casa con los deberes del día siguiente ya hechos. Madre mía, a ver si sí que fui un niño repelente...

Ya con cinco años me copiaban mis compañeros de clase. ¿Qué se puede copiar con cinco años? Pues dibujos, no lo sé. Pero venían niños a que les explicase o les dejase copiar lo que estaba haciendo, por ejemplo, sobre los experimentos que llevamos al CSIC. Durante años me hicieron seguimiento, en un principio porque cuando se me acababa la línea, yo escribía debajo pero al revés (en espejo) para ahorrar espacio. Luego, por la asombrosa relación entre mi poco esfuerzo y los grandes rendimientos académicos.

Y a los diez años les dieron a mis padres la noticia: tenía lo que se llamaba altas capacidades.

No sé si tiene que ver con el cociente intelectual, nunca he querido saberlo, ni siquiera sé si tengo uno o doscientos. Vivo mejor en la ignorancia. Y hasta tengo dudas de tener altas capacidades. Creo que tengo más retentiva porque de niño he estimulado más el cerebro que otros músculos.

El caso es que les ofrecieron a mis padres la posibilidad de que yo fuese a un programa bastante nuevo que estaba implantando la Comunidad de Madrid, el PEEAAC (Programa de Enriquecimiento Educativo para Alumnos con Altas Capacidades). Y a los once o doce años me llevaron. Allí descubrí qué era una campana de Gauss. Y conocí el nazismo también.

Un niño de aproximadamente mi edad, año arriba o abajo, un día me preguntó por mi CI, porque para él era importantísimo. Si no cumplía los requisitos necesarios para entrar en los varemos de la campana de Gauss que él consideraba imprescindibles, no podíamos ser amigos, porque para él no merecía la pena nadie que no fuese un mínimo inteligente. No sabía qué era un nazi hasta que lo conocí.

Yo no quería ir allí. Era los sábados, me obligaba a madrugar y me hacía sentir un bicho raro. Además, estaba rodeado de niños nazis, raritos, asociales y algunos —de doce o trece años— que ya consumían drogas. La tasa de abandono escolar, desmotivación, alcoholismo y drogas de los chavales con altas capacidades tiende a ser alta por el simple hecho de que se aburren soberanamente en clase, así que se refugian en otras cosas y acaban repitiendo y dejando el instituto.

Insisto, no quería ir aunque acababa pasándolo bien casi siempre. Y aprendía mucho. Para un niño de trece o catorce años conocer qué son los monos bonobos que solucionan cualquier problema y celebran cualquier cosa con sexo y masturbación era divertido quisieras o no. Además, algún amigo hice. Y alguna amiga un poco especial también. Pero ahora he venido a hablar de mi libro, los salseos para luego.

Al final conseguí que mis padres dejasen de obligarme a ir tras cuatro largos años de madrugar cada sábado. Y cuando pensaba que me había librado, me apuntaron a ajedrez. A la misma hora, los mismos días. Y me gustaba. Fui campeón de mi categoría en mi distrito porque no se presentó nadie, pero fui campeón. Es cierto que me gustaba el ajedrez, pero es que casi cualquier cosa deja de gustarte si no eres muy bueno y encima te obliga a madrugar los sábados.

Siempre fui uno más de mis compañeros de clase hasta tal punto que me invitaban a todos los cumpleaños e incluso a los parques de bolas, que eran un peligro potencial para mi salud física y para la salud mental de los que estaban a mi alrededor. Incluso celebré varios cumpleaños así.

A pesar de todos los riesgos, mi madre se armó de valor con vendas, analgésicos y una tabla para inmovilizar. Me dijo: «Si tú quieres celebrarlo así, vamos a celebrarlo así». Y eso hice y, una vez más, mis compañeros, niños de siete u ocho años, volvieron a ser un ejemplo. Cada vez que yo iba a tirarme por un tobogán, se escuchaba un grito anónimo que decía: «¡Que va Felipe!», y todo el mundo se quedaba quieto hasta que llegaba abajo y salía ileso de la zona de riesgo. Cuando eso ocurría, se escuchaba otro grito de: «¡Ya ha salido!», e inmediatamente después se tiraban cuatro o cinco críos de golpe. Así me enseñaron una lección que he aplicado el resto de mi vida: hay gente idiota e increíble por ahí, solo hay que saber retener cerca a quienes merecen la pena.

Pues no me rompí nada, ni me hice ninguna torcedura ni tuve ningún susto y la primera vez la recuerdo como uno de los días más felices de mi infancia. Salí ileso todas y cada una de las veces que fui a parques o piscinas de bolas de ese estilo. La que no salió ilesa fue mi madre, que tila o diazepan mediante, estoy convencido de que perdió años de vida por la preocupación y la tensión durante esas horas y los días previos.

Así de feliz y normal era mi vida de niño. Fui a

todas las actividades a las que pude, jugué a todos los juegos que pude hacer y aprendí todo lo que me enseñaron. Me rompí más de diez veces en ocho años, pero después de cada fractura volvía a jugar al fútbol, a tirarme por los toboganes o a correr con mi silla de ruedas, porque de eso va ser un niño.

Otro de los días más felices de mi infancia fue, sin duda, el viaje de fin de curso de sexto de primaria. Todo el centro estuvo a favor de que viajásemos tanto la chica con discapacidad de la clase de al lado como yo. Solo había que buscar una solución porque las cuidadoras del centro no iban. ¿Solución? Vinieron el padre de ella y el mío al viaje a la granja escuela por si los necesitábamos o por si ocurría algo. A mi padre lo vi solo durante la hora de la comida porque coincidíamos en el comedor y un par de veces más en todo el fin de semana, porque esa era su manera de dejarme disfrutar con mis compañeros. Años después, la primera vez que iba a salir de fiesta, me lo resumiría en una frase: «Que te traiga la policía y no una ambulancia».

Durante esos años fui un niño feliz, un niño

normal con una enfermedad no tan normal. Y yo pensaba que la vida era así, pero no, me tocaba cambiar al instituto o, en otras palabras, salir al mundo real y aprender a defenderme en la selva.

LO DE MADURAR

9

SALIDA A LA SELVA

Welcome to the jungle
We take it day by day
If you want it, you're gonna bleed
But it's the price you pay.

GUNS N' ROSES,
«Welcome to the Jungle», 1987

El paso al instituto para mí significó salir al mundo real, a una selva que desconocía que existía.

Mi colegio no ofrecía educación secundaria, así que me vi obligado a buscar un sitio donde ir, y enfrente de mi casa tenía uno. Como ya he dicho, mi vida social después de clases era totalmente nula y pocas cosas deseaba más que tener la libertad de quedar con compañeros de clase fuera de clase. Así que decidí, contra todo pronóstico, inscribirme en las listas de admisión del colegio Sagrada Familia de Moratalaz, un centro privado-concertado religioso.

Y entré.

Tenía no sé cuántos puntos por encima del corte porque estaba enfrente de mi casa, porque por discapacidad y familia numerosa me asignaron puntos extra y porque mis tres hermanas asistían allí. Sí, tres, no te asustes.

Cuando tenía diez años y mi hermana María, cinco, llegaron nuestros padres y nos dijeron que esperábamos un hermanito. Bueno, en realidad, dos. Al parecer habían comprado todos los cupones de oferta de 3 × 2 del supermercado y ahora esperaban dos bebés en su tercer embarazo, por si no habían tenido suficiente con nosotros dos.

Aquí se me abrió un mundo de posibilidades otra vez. Era perfecto, dos bebés; así tendría un hermanito con el que jugar a Pokémon y esas cosas mientras mi hermana desgastaba los DVD de Barbie.* Pero una vez más, el universo no estaba por la labor y nacieron dos niñas, Isabel y Cristina, adorables y divertidas, que para nosotros fue-

* Juro que odié y odio todas y cada una de las escenas de esas películas que vi en bucle una y otra vez durante tantos años. No sé cómo mis padres no lo vieron venir después de la turra que di con *Mary Poppins*.

ron como dos juguetes iguales pero no intercambiables.

Era 2005 y yo fui un visionario de que había que romper con el lema los niños juegan con coches y las niñas, con princesas. Por un lado, nunca me han gustado los coches, para mí son una máquina de teletransporte donde te metes, todo se mueve y al cabo de un rato estás en otro sitio. Por otro lado, necesitaba con urgencia que alguien acabase con la tiranía de Barbie y sus princesas en mi casa. Así que me puse manos a la obra e hice la que considero una de mis mejores obras: modelé a mis nuevas hermanas a mi imagen y semejanza.

Dicho así suena muy psicópata y dictatorial, así que maticemos. Cuando crecieron un poco, yo ya tenía una edad y me creía casi un adulto funcional con trece o catorce años, así que les enseñaba los juegos que me gustaban, las películas que me gustaban o me habían gustado, la música que escuchaba... Y hasta que fueron más mayores, lo mantuve. Estaba muy orgulloso de que, por poner un ejemplo, con ocho o nueve años escuchasen rock y adorasen AC/DC. Pero entonces llegó el reguetón y desmontó todo el imperio de entretenimiento que yo había montado en casa. En fin, a pesar de todo, las sigo queriendo a día de hoy.

Volviendo al tema, me cambié de colegio con cierta temeridad. Era un centro con más de dos mil alumnos: quince cursos, cinco clases por cada uno, con treinta alumnos por aula. Y jamás habían tenido matriculado a un alumno con discapacidad.

El que por entonces era director me lo dejó muy claro aquel día de junio en que fui a recoger los libros antes de empezar primero de la ESO en septiembre. No sé cómo se enteraría, supongo que le avisaron por ese pinganillo que tienen todos los profesores instalado en lugar del tímpano,* pero nos abordó a mi madre y a mí en el pasillo para interpelarme directamente y preguntarme si estaba seguro de querer entrar en ese colegio. Que

* Me refiero a ese pinganillo que les otorga superpoderes, como el de escuchar cualquier susurro al fondo de la clase para poder usar su «a ver, dilo en voz alta, que nos riamos todos».

estaba a tiempo de cambiar de opinión y que él mismo podía ayudarme a buscar otro instituto. En efecto, me invitó a salir antes siquiera de haber entrado.

Y yo, que ya os he dicho que era muy cabezota, le dije que no, que estaba del todo convencido de que quería ir allí y que, además, estaba de los primeros en la lista de admisiones. Me respondió que no estaban preparados para tener un alumno... así. Y yo le insistí que me quedaba. Mi madre y yo lo ignoramos y fuimos a por mis libros.

Cuántas veces habré escuchado esa expresión. Una persona... *así*. ¿Así cómo? ¿Con todas las asignaturas con sobresalientes durante toda la primaria? ¿Con gafas? ¿Tan cabezota? No, claro. Siempre que alguien entona ese «así», esconde detrás frases como: «No digas nada de las personas con discapacidad porque pobrecitos, ya tienen bastante con *lo suyo*». Lo suyo. Otra vez eufemismos para referirse a conceptos tan claros y tangibles como «silla de ruedas», «cojera», «ceguera» o «inserte aquí su discapacidad». Por favor, si me vas a discriminar por ella, sé valiente, que por no nombrarla no eres menos capullo. Que mi discapacidad no es Voldemort.

En fin, el caso es que empecé el curso con el mejor pie posible. En agosto me caí en casa de mis abuelos y me rompí, por primera vez en mi vida, varios huesos a la vez. En esta ocasión fueron la tibia y el peroné de la pierna izquierda, el fémur derecho y el húmero izquierdo. Vaya circo. Esto me obligó a empezar el curso en octubre. La mejor manera de hacer amigos en un sitio nuevo es llegar dos meses tarde.

Debo decir que cuando llegué, la acogida por parte de ciertas personas fue impecable. Me trataron como a uno más, me presentaron a sus compañeros de recreo y me incluyeron en sus juegos y conversaciones. Pero al poco entendí por qué lo hicieron esos alumnos y no otros. Fue entonces cuando conocí —y viví durante seis años— el sistema de castas.

El colegio se estructuraba en castas, grupos cerrados a los que era muy difícil acceder y que implicaban un claro estatus social que era útil tanto con profesores como con compañeros.

Cuando digo «con profesores» no me refiero a las notas y cosas así —espero—, pero si había que elegir un destino para una excursión..., ganaba la casta dominante, aunque el número de votos fuese menor. Y yo que venía de jugar a la democracia en primaria, tardé en entender lo que se entendía más como caciquismo.

Podríamos dividir la jerarquía en tres grandes grupos: los guais —muchos de los cuales tenían padres en la asociación de madres y padres—, que a su vez se subdividían entre los que participaban de las actividades religiosas extraescolares y los que no, que eran pocos. Luego había una casta intermedia en la que podríamos englobar a los que eran amigos de los guais desde pequeños, pero no eran tan guais como para estar en primera división. Tenían ciertos privilegios, pero como deferencia por parte de la casta superior, un poco como *La cena de los idiotas*. Aquí entraría esa gente que hacía deporte en algún equipo del colegio pero que no iba a catequesis, por ejemplo. Y luego estaba la casta que me acogió a mí. Un *totum revolutum* de personas que o bien no encajaban con los guais o bien no querían hacerlo. Hablo de los frikis, los empollones que llevaban gafas, los que habían dejado de participar en las actividades extraescolares religiosas, los que se teñían el pelo o se pintaban las uñas de negro... Mi gente, vamos.

Me acogieron hasta tal punto que varios de ellos son ahora mis mejores amigos después de tantos años. Lo que ocurrió fue que a quienes más me acerqué cuando llegué, no fueron los tipos adecuados. Ambos también eran nuevos y acabé siendo el blanco de sus burlas y mofas. Al final los acabé dejando de lado y esquivando la bala del bullying por primera vez en mi vida.

Siempre he dicho que nunca me han hecho bullying y creo que es cierto. Sí he tenido que tratar con payasos que me han convertido en el foco de sus mofas solo por mi estatura, mi silla de ruedas o mi discapacidad, por ser diferente. Pero para que haya acoso, bajo mi punto de vista, debe ser sistemático y con el tiempo aprendí a frenar a esos típicos tontos tocapelotas que tienen la vida vacía y necesitan hundir la de otro para no fijarse en la suya propia.

Solo me hicieron bullying unos años después, en el viaje de fin de curso de bachillerato, pero creo que eso se merece un capítulo propio.

Es cierto que el colegio no sabía cómo gestionar el tener un alumno con discapacidad. Había un ascensor que había que llamar con una llave, pero tardaron casi un curso entero en darme una copia a mí. Quiero creer que por despiste y burocracia. Así que estuve casi un año teniendo que pedir el favor a mis nuevos compañeros que subieran y bajasen a por la llave cada recreo o cada final de jornada. Y no te equivoques, pese a que pueda parecer un esfuerzo y un coñazo, ellos estaban encantados. Incluso se ofrecían a hacerlo. Digo más, incluso se peleaban. Al fin y al cabo, eran minutos de clase que perdían.

Cuando digo que no sabían gestionarlo, lo digo con total sinceridad. No es un eufemismo ni ironía. Estuve un año y medio quedándome a almorzar en el comedor, primero para intentar socializar y luego porque me apunté a ajedrez, y me obligaban a sentarme en una mesa aparte junto a niños que se habían hecho un esguince o que comían muy lento. La mesa de los cojos. ¿Por qué? Pues porque aseguraban que las encargadas de comedor no podían dedicar treinta segundos extra en que yo me sentase en la misma mesa que mis compañeros.

Pero conseguí una victoria pírrica: acabaron dejando que un compañero mío, si él quería, se sentase conmigo en la mesa de los cojos. Esto *a priori* implicaba un descenso en el sistema de castas para el individuo en cuestión, pero como éramos la última mierda, nos importaba poco. Así por lo menos algunos días no comía solo o rodeado de desconocidos y niños pequeños que odiaban la verdura.

A los profesores también les costó adaptarse al nuevo alumno especialito que acababa de llegar. Con algunos incluso notaba que no sabían cómo tratarme. Así que yo les hablaba con normalidad y al poco tiempo, empezaron a devolverme ese trato, agradecidos de no tener que haber afrontado ese compromiso tan peliagudo.

Allí encontré profesores maravillosos. Admiré a varios y aprecié a algunos. Y la mayoría me trataron de manera excepcional, incluso cuando pasaba largos periodos en casa por alguna lesión.

Otra cosa que me sorprendió, aunque yo ya lo sabía, fue entrar en un colegio religioso. Yo no tenía fe alguna ni nunca me habían educado para ello. Salvo por la enjuta Tronchatoro, que lo que hizo fue meterme miedo y quitarme las ganas de creer en cualquier dios. Tanto que cuando me tocó hacer la comunión, mis padres me preguntaron si quería hacerla por creyente o por los regalos y yo, que de bueno y sincero era tonto, dije la verdad: por los regalos. Así que me quedé sin vestirme de marinerito y sin viaje a Disneyland.*

Por las mañanas se rezaba o leía algo relacionado con la Biblia antes de empezar la primera clase y, en fechas señaladas, se bajaba a misa. Tardé un par de años en enterarme de que podías no

* Fui con mis padres y hermanas años después a Disneyland, tenía unos veinte años, y ha sido el mejor viaje de mi vida. Me hice una foto con Blancanieves explicándole que yo era «el octavo que se escapó». La mejor foto de la historia.

bajar si no querías, te dejaban en clase con el resto de las personas que irían al infierno y sin problema. Ojo, nunca me obligaron a ir ni me impusieron su fe, pero la presión social estaba ahí y era difícil no sucumbir. Suerte que era de la casta más baja y no tenía repercusión en mi estatus social hipotético.

Tal era mi desconocimiento de la religión católica que no sabía cuándo levantarme y sentarme si asistía a alguna misa por algún compromiso familiar. Y movía los labios si el resto de los asistentes respondían lo que fuera al cura. En una ocasión, sonó por la megafonía del patio una canción que decía: «Padre Nuestro, en ti creemos», y yo, os juro por dios, entendí: «Adefesio, en ti creemos». Me hace más gracia mi versión.

Disculpen que no crea en Dios, ni en Alá, ni en Buda. Pero es complicado creer cuando te has cuestionado tantas veces por qué te tocó a ti nacer con una enfermedad rara. Por qué fuiste tú uno entre diez mil. Y por qué permiten —uno de ellos o los tres juntos— que me siga rompiendo, con lo que eso duele. Iba a tirar de cliché y decir que no es nada personal, pero efectivamente sí lo es. Para mí no creer en Dios es algo personal.

Lo que me costó más en el colegio nuevo fue lo que yo iba buscando: socializar después de clase. ¿Adónde iban todos? ¿Por qué nadie se quedaba en la puerta comiéndose un bocadillo de nocilla? Nunca lo supe, pero el caso es que no conseguí mi objetivo hasta el segundo curso, cuando me invitaron a la comida de fin de curso después de clase en el Burger King.

En tercero empecé a encontrar las fórmulas que había que seguir para socializar y me invitaron a alguna cosa. Incluso los guais me dijeron un par de veces de ir de botellón con ellos, no sé si por un interés genuino en mí o con la misma superioridad y deferencia que trataban a la casta intermedia, esa de los deportistas. Aunque no fui porque me daba miedo y pereza.

Mi primer drama adolescente procedió, de hecho, de una de esas ocasiones. Me invitaron a un cumpleaños y yo compré el regalo, pero el día anterior o así empezaron a contarme que se había cancelado o que había un problema con el local que había alquilado la madre de la cumpleañera... A saber. El caso es que poco después, vi por redes sociales fotos de dicho cumpleaños y entré en cólera. Esa cólera adolescente al sentirte desplazado por tus compañeros y no entender por qué. Aquello era algo que yo no habría vivido en el otro colegio ni en un millón de años. Entonces empecé a entender —aunque ya había tenido pistas— cómo funcionaba la vida adolescente.

Lo de verlo por redes sociales no es que ya existieran Instagram y TikTok y esas cosas. Hablo de Tuenti, una red social para adolescentes creada en España a la que solo accedías por invitación de alguien que ya tuviera cuenta (con lo que tenías que mendigar, incluso a los guais); era para mayores de catorce años y si eras menor y te pillaban, te cerraban el perfil (con lo que tenías que volver a mendigar).

En realidad, Tuenti era un prototipo de red social. Cuando esto ocurrió quizá fue por 2010, y WhastsApp se creó en 2009. Y la gente todavía se escribía sms. Sí, lo sé, te acabo de hacer sentir viejísimo. Lo siento.

Mi perfil en Tuenti era algo así como Felipe Eldelasilladeruedas. No porque quisiera presumir, sino porque por un lado ayudaba a que me identificasen mejor y por otro, ya por entonces tenía claro que la silla de ruedas era un escudo antiimbéciles. Tienes que ser una persona de una calidad humana bastante buena para no tener prejuicios sobre una silla de ruedas y mandarle una petición de amistad a alguien que la usa. No era la mejor estrategia, pero era mi detector de gilipollas.

Tanto me obsesioné con socializar, y Tuenti era tan vital para nosotros, que en tercero de la ESO cogía el ordenador a escondidas cuando me quedaba solo en casa para entrar en lugar de estudiar. Cuando se pudo utilizar en el móvil, me pasaba horas y horas chateando, mandando memes o actualizando estados. Era una mezcla extraña entre Facebook, Twitter y WhatsApp. Incluso tenía juegos de granjas donde podías recolectar y ordeñar las vacas de tus amigos.

Estaba tan metido en ella que acabé suspendiendo cinco asignaturas en la primera evaluación. Y otras tres en la segunda y otras dos en la tercera. Las recuperé todas antes del verano, aunque las tres semanas que duró el estudio intensivo para las recuperaciones creo que fueron de las peores de mi vida.

Sin embargo, gracias a Tuenti afiancé mis primeras amistades, tuve mis primeras decepciones amorosas y conseguí los primeros haters que me hicieron bullying.

10

EL VIAJE DE FIN DE CURSO

La soledad es a veces la mejor compañera.

John Milton

Te pongo en contexto. El instituto no me permitió ir al viaje de fin de curso a Italia con el resto de los compañeros alegando que no estaban preparados para llevarme por las necesidades que tenía —la silla de ruedas— y por el riesgo a que me rompiese algo durante el viaje.

Cuando planificaba este libro, no pensaba dedicarle un capítulo a este caso, pero lo he contado en diferentes entrevistas y algunas personas que me han escrito por redes sociales me han dicho que a alguien que conocen le había pasado o le estaba pasando algo parecido, así que creo que si no le dedico este espacio, el que merece, estoy fallándole a mi yo de dieciséis años. Y eso está feo.

En concreto, recuerdo a una madre que me escribió por redes hace unos meses porque a su hijo de doce años no le permitían ir al viaje de fin de curso de Primaria porque tenía TDAH y podía complicarles el viaje a los profesores y a sus compañeros, así que se quedó sin esquiar. Y lo peor no es que se quedase sin ir, sino que se diese cuenta con tan solo doce años de que el mundo le va a discriminar por ser diferente, por mucho Mr. Wonderful que nos vendan diciendo que todos somos iguales. Así que sí, he decidido dedicarle un capítulo con título propio y todo a mi no-viaje de fin de curso.

Porque sí, existe discriminación contra las personas con discapacidad y hay mucho capacitismo en nuestro día a día.

Aquí me gusta diferenciar el capacitismo bienintencionado del malintencionado. El bienintencionado son todas esas cagadas que comete la gente cuando intenta ayudar. La de veces que han intentado echarme una mano para subir con la silla de ruedas a un autobús que yo no quería coger. Incluso en una ocasión acabé discutiendo con la persona —un voluntario de Cruz Roja— porque tuvo más fuerza que yo y aunque le decía «No, no, no», él me subió al bus. Cuando le respondí mal, se molestó. Como la típica viejecita de las pelis paródicas de superhéroes a la que ayudan a cruzar la carretera y ella no quería hacerlo, pues igual. Este es el capacitismo con buena intención, aunque sea un caso extremo.

Es el que se ve reflejado en situaciones puramente verbales donde te paran por la calle para chocarte el puñito o llamarte campeón. ¿Campeón de qué? ¿Qué he ganado? ¿En qué he competido? Es ese que se da en situaciones incómodas como cuando un señor te pide que te quites los auriculares para decirte que «Jesús también te ama». Mi respuesta inmediata fue: «Cómo que también». El problema es que las personas con discapacidad, en muchas de estas ocasiones, quedamos como bordes o desagradecidos, pero no. Porque si yo necesito tu ayuda, te la voy a pedir. Y si tienes dudas, ofrécemela. Pero no me obligues a aceptarla.

Luego está el capacitismo malintencionado, que también lo sufrimos y que sigue existiendo, con expresiones como «subnormal» o «tullido», con desaires o malas caras por ver una silla de ruedas —tranquilo, que lo que tengo no es contagioso, no me mires así— o con discriminaciones tan flagrantes como lo de mi viaje de final de curso de bachillerato.

Todos los años el instituto organizaba —imagino que sigue haciéndolo— un viaje a Italia de una semana para los alumnos que pasan de primero a segundo de bachillerato. Al final de la ESO no se hace alegando que ya está el de bachillerato, aunque pueda haber gente que no continue los estudios.

Pues cuando llegó mi año, empecé a preparar todas esas actividades de recogida de fondos para sufragar parte del viaje, como puede ser la venta de papeletas de una rifa. Y entre ellas estaba la venta de polvorones navideños, que yo fui a recoger ilusionado como el resto de mis compañeros al despacho de *inserte aquí el cargo directivo del centro que quiera.*

Cuando lo hice, saltaron todas las alarmas. ¿Cómo nadie le ha dicho a Felipe que no le vamos a permitir viajar con sus ciento cincuenta compañeros al viaje con el que todo alumno de esta noble institución educativa sueña desde que se entera en primaria? Así que al que fue coordinador de mi etapa escolar le tocó informarme. Y claro, yo no lo entendí.

Cuando digo que no lo entendí no es que no compartiese la decisión, no. Digo que no lo entendí porque para mí fue como si me hablase en otro idioma. ¿En serio no iba a viajar con mis compañeros a Italia cuando había ido con mi familia hacía un par de veranos?* ¿En serio a mí, que había jugado con mis compañeros como uno más en los parques de bolas desde chiquitito, no me dejaban coger un avión y hacer turismo en otro país? Como si me lo dices en sueco, no lo entendí.

* Por cierto, en la decisión de no dejarme ir alegaron que como yo había estado dos años antes en Italia, no debía importarme tanto no ir al viaje de fin de curso con mis compañeros.

No creas que me crucé de brazos, desde luego. El primer paso fue lo que cualquier chaval de mi edad con unos padres como los míos haría: mandarlos a que le solucionen el tremendo marrón que injustamente le han plantado encima. Pero sirvió poco más que para hundirme más a mí y enfadar a mis padres.

Me consta que se hizo una votación entre la Junta Directiva del centro y los profesores que iban al viaje sobre si Felipe debía ir o si era un peligro para la salud pública. Y aunque desconozco el resultado cuantitativo, sé que el cualitativo fue que yo me quedaba en tierra.

Pero tampoco me conformé ni me hundí demasiado, porque venía de una educación en la que me habían enseñado a creer en la justicia y la democracia. Así que me puse a recoger firmas entre mis compañeros para hacer presión de grupo y que me permitiesen ir. Claro, pensé, será muy difícil ignorar ciento cincuenta firmas, ¿no? Ah, qué ingenuo.

No solo no conseguí el apoyo de muchos de mis compañeros, sino que aquí comenzaron los comentarios y el bullying. Porque claro, yo estaba siendo tan egoísta que iba a acabar consiguiendo que les cancelasen el viaje bajo la premisa de «o todos o ninguno». Pero bueno, a esas personas que me lo dijeron a la cara les reconozco el valor de haberlo hecho.

Porque por Tuenti —sí, a ver si creías que te había colado todo el rollo de lo de Tuenti porque sí— empecé a recibir mensajes privados en la línea de «Nos vas a joder el viaje», pero con un tono bastante más amenazante. «Lo mejor será que pares o quizá algún día haya represalias». Una vez más, la casta superior haciendo gala de los valores que les inculcaban en las actividades religiosas extraescolares tales como la igualdad y el respeto al prójimo.

Y aquí, lo reconozco, me rendí. Lo hice porque estaba luchando casi yo solo contra un montón de molinos gigantes que en cualquier momento podían saltarme los dientes con las aspas. Así que me rendí y asumí la que a día de hoy sigue siendo una de las derrotas más duras de mi vida.

Entonces pasaron dos cosas: la primera, que me prometí que en un futuro, siempre que tuviera ocasión, contaría lo que me pasó y en segundo lugar, que aunque había perdido la guerra, una batallita sí necesitaba ganar. Por orgullo. Así que dos muy buenas amigas mías se llevaron un muñequito que representa la osteogénesis imperfecta, del tamaño de la palma de una mano, y se hicieron fotos en los lugares más importantes de cada parada junto al que nombramos mi representante en el viaje. Todavía recuerdo el gesto y me emociona y enorgullece, así que si alguna de ellas lee esto, gracias de nuevo. Hicisteis más llevadera una de las semanas más moralmente duras que he tenido nunca.

Y si lo lee alguno de los que me amenazó por redes sociales o incluso de los que me dijo a la cara que dejase de insistir porque iba a joderles el viaje, pues mira, que te jodan.

11

VER O NO VER

No se ve bien sino con el corazón.
Lo esencial es invisible a los ojos.

ANTOINE DE SAINT-EXUPÉRY,
El Principito, 1943

Estimado Antoine, allá donde estés en mitad del desierto, debo decirte una cosa: puedes meterte esa frase por donde te quepa. Y también al primero que dijo: «Los ojos son las ventanas del alma». Porque según eso, yo ahora mismo tengo una ventana tapiada y la cortina echada en la otra, no te jode.

Siento el ataque tan inesperado contra el pobre Antoine y contra todos aquellos que tienen esa cita como frase en su perfil de WhatsApp —hay que ser cursi—, pero siempre me ha parecido una gilipollez barata a lo poeta facilón adolescente juntaclichés que consigue un verso rimbombante por primera vez y lo utiliza para follar, y eso que no tengo nada contra *El Principito*. Es una frase que siempre me ha parecido ridícula. Y más desde 2009.

Digo 2009 porque en agosto de ese año perdí —por primera vez— el ojo izquierdo en un accidente cuando nadaba. En junio de 2014 terminé de perderlo.

La osteogénesis imperfecta surge por un problema en la asimilación de colágeno, con lo que puede no solo afectar a los huesos, sino también a los dientes, el pelo... y con menos frecuencia —pero a veces ocurre— a las córneas, que también están compuestas de colágeno. Sí, os he mentido, no soy uno entre diez mil, soy uno entre uno entre diez mil, así, a ojo.*

A partir de los seis o siete años empecé a desarrollar problemas visuales relativamente severos que iban más allá de la miopía clásica. Tuve estrabismo —se me iba un ojo a Cuenca— y me lo operaron. Me salió miopía y la corrigieron con

* Ja, ja, a ojo, ¿lo pillas? Perdón. Tenía que hacerlo.

gafas. Pero también tenía un astigmatismo importante y desconocían muy bien por qué podía ser. Así que descubrieron que mis córneas eran, en palabras de una médico años después, «tan finas como el papel de fumar». Por lo tanto, se estaban deformando y ondulando sin motivo, con lo que mi visión había disminuido de forma notable. Y la solución fue ponerme lentillas. Pero no de esas blandas y que parecen un padrastro mal quitado del dedo, sino semirrígidas, bastante más molestas y dolorosas. Pero tenía que llevarlas porque no solo me mejoraban la visión mientras las llevaba, sino también después de quitármelas, ya que parecía que corregían esas deformidades extrañas de las córneas.

Así estuve muchos años, hasta que a los trece me sobrevino fortuitamente una uveítis en el ojo izquierdo, es decir, una inflamación de una parte del globo ocular que implicó la pérdida casi total de la visión, aunque en principio parecía temporal y me dijeron que se solucionaría con unas gotas que me mandaron.

Sin embargo, esto ocurrió en mayo-junio y en

agosto seguía con el problema, aunque bastante mejor. Me prohibieron que me entrase agua con cloro o con sal en el ojo, así que me estuve bañando en piscinas con gafas de natación sin problema durante todo el verano. Pero un día, nadando, recibí por accidente una patada en la cara. Ni siquiera fue un golpe fuerte, pero me desplazó las gafas y acabó por perforarme el globo ocular.

Todavía recuerdo el momento y tengo que parar de escribir del malestar que sigo sintiendo catorce años después.

Hay problemas más o menos serios, pero los graves de verdad son, en mi opinión, los de no retorno, como la muerte. Se pueden contar con los dedos de una mano, creo. Y ese fue uno de ellos.

No voy a entrar en detalles porque los considero morbosamente innecesarios, así que diré que, tras algún intento de recuperar mi ojo, operar y reoperar con urgencia, consiguieron cerrar la hemorragia, pero perdí casi por completo la visión del ojo izquierdo.

Además, con el paso del tiempo, acabé desarrollando glaucoma, que es una enfermedad derivada de la subida de la presión intraocular. Es decir, el ojo no drena bien el líquido interno del globo ocular y este presiona las paredes del propio globo, endureciéndolo, engordándolo y, produciendo dolores muy grandes. En la mayoría de las ocasiones, si no se controla bien, acaba dañando el nervio óptico. Y un daño en los nervios que van asociados a alguno de los sentidos sí que es de no retorno. Así que, paulatinamente, fui perdiendo durante los cinco años siguientes la poca visión que me había quedado tras el accidente.

Esta ha sido una de las circunstancias vitales más complicadas que he vivido nunca, si no la que más. Uno puede estar preparado para muchas cosas que entran dentro de lo imprevisible y lo improbable. Yo estaba preparado para romperme un hueso al año, para discutir con mi familia, para que me costase el cambio del colegio al instituto, para suspender mi primer examen, para que me quedase una para septiembre, para no poder bañarme a gusto en una piscina en todo un verano. Pero no estaba preparado para perder un ojo.

Uno siempre le tiene miedo a cosas que sabemos que, por mucho que nos duelan, acabarán llegando. La muerte de seres queridos mayores que nosotros, un desamor, una gripe severa, un despido en el trabajo, una discusión con un amigo para no volver a hablaros... Sin embargo, en todo ese abanico de infinitas posibilidades, uno nunca contempla que lo que le va a ocurrir en el verano de sus trece años es quedarse prácticamente ciego de un ojo.

Todavía siento náuseas cuando recuerdo la sensación de palparme la cara y pensar: «Esto no puede ser real». Además de tener ese extraño sentimiento, casi como una ensoñación, de que «Tranquilo, que a la tercera vez que me pase la mano por el ojo estará todo bien y habrá sido un susto y una mala pasada de mi imaginación». Pero no. Fue todo real. El grito cuando pedí ayuda. El trayecto al hospital. El hospital. El pánico extremo. El dolor. Los recuerdos nublados. La cara desencajada de los que están cerca de ti. Los médicos y más médicos. Las cirugías. Las malas previsiones. Las malas perspectivas. Las malas noticias. La confirmación de que es definitivo.

Y tampoco estás preparado para afrontar lo que viene después. Yo no lo estaba. Y entré en una de las peores etapas de mi vida, buceé de lleno en una depresión y en una sensación de pérdida de valor y de identidad propios de la que tardé años en salir. Y la superé gracias al tratamiento psicológico y psiquiátrico, si no, estoy seguro de que hoy no estarías leyendo esto.

No fue justo, pero las cosas ocurren y punto. Con trece años dejé de creer que tenía un motivo para levantarme cada mañana. Dejé de creer en que algo pudiera salirme bien alguna vez. Dejé de creer en mi aspecto físico. Tuve la sensación de que nada volvería a ser igual —y, de hecho, nunca ha vuelto a serlo—, la sensación no solo de haber perdido algo, sino la amargura de haberlo hecho y de que no solo era *algo*, era mucho más que eso.

Cuando naces con una enfermedad o una discapacidad, como la osteogénesis imperfecta, es más sencillo integrarlo y llevarlo con naturalidad. Asumirse a uno mismo, apreciarse y respetarse. Entenderlo. Porque no has conocido una vida sin ello.

Siempre pongo el mismo ejemplo: el que viaja quinientos kilómetros en verano en un seiscientos sin aire acondicionado sin haber conocido otra cosa, lo ve como normal. El que ha hecho esos quinientos kilómetros andando, se siente afortunado de tener un seiscientos. Pero el que los hace en un seiscientos después de haberlos hecho en un Mercedes con climatizador automático, no soporta ni los primeros cincuenta kilómetros. Pues con esto ocurrió algo parecido.

Perdí algo que no es que nunca me hubiera planteado que pudiera perder, aunque fuera de manera remota. Perdí algo que había dado por supuesto y que consideraba una parte de mí y de mi vida por derecho propio. Y lo perdí de golpe, sin avisar. Sin paños calientes. De la noche a la mañana. Y no sabes lo difícil que es afrontar tu nueva vida tras algo así.

Después de esto y pasado un tiempo prudencial para empezar a rascar la superficie del iceberg de lo que significaba asimilar mi nueva vida, fue el momento de contactar con la ONCE y afiliarme.

Antes del accidente yo ya estaba lleno de inseguridades, no solo las que tiene cualquier adolescente, sino alguna más derivada de tener un cuerpo que se sale en casi todos los valores de lo que consideramos normativo. Pero después, a todo eso había que sumarle la poca visión que me había quedado, la depresión que sufría y que, seamos sinceros, el ojo me quedó que parecía el de un teleñeco.

Así que ante las propuestas por parte de mi familia de que, ahora que estaba afiliado a la ONCE, participase en alguna de las actividades que organizaban para jóvenes y adolescentes, mis negativas eran cada una más rotunda que la anterior. Hasta que me obligaron. Y me cambió la vida.

En mi primer fin de semana con otras personas con discapacidad visual por todo tipo de motivos aprendí que, por mucho que tengas un ojo sin visión, uno de cristal, tengas una ceguera total o lo que sea, tienes todo el derecho del mundo a reírte y preocuparte por las mismas cosas que el resto de la gente de tu edad.

En las sucesivas veces que fui a eventos y campamentos de la ONCE aprendí que la peor de las limitaciones es la que nos imponemos nosotros mismos. Y no lo digo por poner la frase motivacional vacía a lo Paulo Coelho, sino porque si nosotros mismos nos limitamos antes de conocer lo que hay ahí fuera, jamás sabremos cuáles son las barreras reales a las que debemos enfrentarnos y viviremos mucho más encerrados en nuestro círculo de negación y negatividad.

En esa época me surgió el miedo a que pudiese ocurrirme lo mismo en el otro ojo, así que quise anticiparme y me apunté para recibir clases de braille. Aprender braille con los ojos es relativamente sencillo, aprender braille con los dedos es otro mundo. Diferenciar si un punto está en una posición u otra, si pertenece a una letra o a la anterior, si es una mayúscula o son dos letras, si hay un espacio o un signo de puntuación... Pero acabé aprendiendo, incluso a escribirlo con la llamada máquina Perkins, una máquina de escribir con siete teclas, seis para cada uno de los puntos con los que se forman todas las letras, números y símbolos en braille y una para el espacio, además de unas teclitas a cada lado, una de salto de línea y otra de retroceso.

En esos años me picó el gusanillo de la música después de renegar del ajedrez. Así que me apunté a clases de piano en la ONCE. Y entre que no veía bien las partituras si las apoyaba en el piano y que mi profesora era invidente, acabé aprendiendo a tocar —poco y mal— mientras iba leyendo en braille las partituras.* Así que si a eso le sumamos mi incapacidad innata de ser constante, aguanté el curso y medio y lo acabé dejando.

Poco después me apunté a unos campamentos de verano que organizaba la ONCE para mejorar el nivel de inglés. Y pocas experiencias he tenido tan completas en todos los sentidos como esa, salvo por lo de mejorar mi nivel de inglés.

En aquellos dos veranos conocí a gente brillan-

* Sí, leía braille con los dedos, imagina qué locura tocar con dos manos mientras, aunque te lo sepas más o menos de memoria, compruebas la partitura.

te y buena. Hice amistades, aprendí a tocar las notas básicas del «Hallelujah», de Leonard Cohen con el piano, me escapé de mi habitación casi todas las noches, salté por una ventana que daba a un jardín madrugada tras madrugada, hice mi primer botellón, di mi primer beso, lloré, aprendí cocina y muchas otras cosas, me enamoré y me correspondieron por primera vez, me cargaron a hombros, me puse tacones, estuve a punto de que me devolvieran a casa en el primer tren del día siguiente como castigo y casi casi pierdo el otro ojo.

Sí, casi pierdo el ojo derecho. En el verano de 2013.

Estaba con la que luego sería formalmente mi novia a distancia en su habitación cuando ella se agachó para buscar su bastón guía. No lo encontró y yo me agaché para ayudarla. Según yo bajaba, ella subió y me dio un cabezazo en el ojo derecho. Tuve una perforación corneal severa y me acabaron trasplantando la córnea. Eso mejoró incluso mi visión, aunque también desarrollé un glaucoma en ese ojo, pero tranquilos, que está bien controlado esta vez. Por lo menos, un poquito de suerte en este capítulo tan dramático, no está mal, ¿no?

La primavera del año siguiente cumplí dieciocho años y menos de un mes después tenía la tan temida selectividad. Recuerdo que pude votar en mis primeras elecciones, las del Parlamento Europeo. Me acuerdo de ir a votar y volver a casa para estudiar. Estaba delante del ordenador trabajando cuando, de repente, sentí una punzada de dolor en el ojo izquierdo —el del accidente de 2009—, noté que me lloraba demasiado e incluso se reblandecía.

Avisé a mis padres de inmediato y corrimos a urgencias. El resultado: perforación espontánea de la córnea debido a la presión ocular y a lo endeble y enfermo que estaba ese ojo desde años atrás.

Otra vez los mismos procesos, varias cirugías para intentar suturar la herida, el tratamiento y pasar unos días ingresado con el objetivo de evitar la solución final, esta vez sí, definitiva y de no retorno. Sin embargo, no se pudo hacer nada. Ese ojo estaba desahuciado, ya no quedaba resto visual, solo aportaba dolor e iba a acabar perforándose de nuevo tarde o temprano de manera espontánea. La solución final definitiva y de no retorno se convirtió en la única opción.

Quitarme el ojo y ponerme una prótesis.

No una prótesis completa, como la canica que estamos acostumbrados a ver en películas como *Piratas del Caribe*, sino algo más compleja. Se vacía el ojo y se deja solo la esclera —lo blanco que lo recubre— junto con los músculos y se introduce una canica dentro. Se sutura y se pone encima una prótesis de cerámica estética con el diseño cuasi perfecto de tu ojo funcional, como una lentilla gigante con el «dibujo» de tu ojo. Con la peculiaridad de que, como se han mantenido los músculos intactos y el «ojo» sigue teniendo su forma, este se mueve —casi— a la par que el ojo bueno. Y mira, tengo más bonito el no-ojo que el ojo, para qué mentir.

Pero claro, a mí las cosas no me gusta hacerlas fáciles nunca, así que todo esto me ocurrió en plena etapa previa a la selectividad. Tuve el acierto de decidir operarme una vez hubiera hecho los exámenes y durante los tres días que duraron, me di el alta voluntaria del hospital para hacerlos, a pesar de los dolores y de que acababa dejando empapadas las hojas del examen de tanto que me lloraba el ojo. Menos mal que lo hice así, a saber si habría podido presentarme en la siguiente convocatoria.

No fueron las notas de mi vida, pero saqué la necesaria para entrar en lo que yo quería, así que sin ojo pero con plaza en la universidad, empecé el verano de 2014 de camino a estudiar Periodismo y Comunicación Audiovisual.

LO DE LOS ESCENARIOS

12

MI PRIMERA VEZ

Que el escenario me tiña las canas.

JOAQUÍN SABINA,
«Noches de boda», 1999

La primera vez que pisé un escenario, quitando las funciones escolares, no fue para hacer comedia, como se podría pensar. No sabría decir si había cumplido los dieciocho años ya o no. Fue en un micro abierto de poesía en el que compartí algo propio, de esos que se organizan cada miércoles en Aleatorio Bar, un local de poesía del barrio de Malasaña en Madrid que, durante muchos años, sentí como mi casa. En cierto modo, sigo sintiéndolo así, pero como esa casa de tu adolescencia y juventud a la que solo vuelves de vez en cuando a recordar y tomarte una copa.

Empecé a escribir poesía a los dieciséis o diecisiete años. Era rudimentaria, infantil, llena de clichés amorosos y de rimas mal logradas en infinitivos y participios,* pero es que me había echado mi primera novia y estaba enamorado hasta las trancas. Era aquella chica que casi me deja sin ojo de un cabezazo en un campamento. Para que luego digan que el amor es ciego.

Por entonces escribía por el mismo motivo por el que he visto empezar a escribir a muchos chavales de quince años en todo el tiempo que he estado yendo a micros abiertos de poesía: para impresionar a alguien. La diana de mis intentos se llamaba Laura y mi obsesión por ella coincidió temporalmente con mi obsesión por Joaquín Sabina. Solo una de las dos se mantiene a día de hoy. Una pista, la cita de arranque de capítulo no es de Laura. Así que adquirí ciertas manías literarias de Sabina que me sirvieron de asidero al que agarrarme para expresar todo lo que quería decir.

* Pocas cosas aguanto menos en poesía que un poema que acabe todos los versos en -ar. ¿Qué eres, el capitán de *Los Simpson*?

En esa época quería tener un amor con una chica de esas que aparecían en las canciones de Sabina, Aute y compañía, de las que cuando se van, te dejan hecho jirones. Y de todos es sabido que los grandes temas de amor no son de amor, sino de desamor. Así que el hecho de que Laura me dejase fue lo mejor que podía pasarles a mis recién conocidas ganas de escribir.

Lo peor de una ruptura, quitando el echar de menos, es encontrar la manera de reinvertir todo ese tiempo que le dedicabas a una persona. Siempre digo que mi primera ruptura me hizo escribir poesía; la segunda, empezar en comedia y la tercera, retomar la natación. Quién sabe, si hay una cuarta o una quinta, quizá me acabe convirtiendo en malabarista de circo.

Y ahí estaba yo. Un chaval de diecisiete años con el corazón roto por primera vez y una nueva herramienta con la que desahogarse. Así que empecé a escribir con una productividad asombrosa y una calidad cuestionable sobre dolor, desamor, sufrimiento, existencialismo y todos esos clichés a los que pude aferrarme para entender por qué dolía tanto que te rompiesen el corazón si yo ya estaba acostumbrado a romperme cosas.

En las historias de desamor de las canciones, muchas veces cuando la otra persona se va, lo que queda es su recuerdo y su olor en las sábanas y cosas así. A mí me quedó algo mucho menos propio de un psicópata. Me quedó un primer premio de poesía nacional de la ONCE, porque no me habría presentado de no ser por las insistencias de Laura, aunque jamás me gustaron los poemas que mandé y por tanto no voy a dejarlos aquí por escrito.

He querido mucho, pero muy pocas veces. Odio con todas las fuerzas con las que soy capaz de odiar ese proceso social llamado «ligar». Cuando me planto delante de una chica, tartamudeo, me sudan las manos, se me agota la conversación, digo tonterías y me sale un cretino que desconozco que llevo dentro, y que no sé dónde se esconde.

En las tres ocasiones que he querido a alguien durante el tiempo suficiente como para llamarlo relación, fueron ellas las que se lanzaron mientras yo estaba ahí como un cactus, sonrojado y tartamudeante. Menos mal que ellas tomaron la iniciativa, pero es que las tres eran mujeres excepcionales.

Considero, creo que con cierto derecho y conocimiento, que para empezar una relación con alguien con discapacidad tienes que ser excepcional. Una persona de esas por las que merece la pena luchar porque ellas lucharían por ti. Que no es que no sea capaz de ver la silla de ruedas, sino que es incapaz de verla. Que asume que una relación así lleva una mochila de dificultades extras que no son culpa de nadie y que son difícilmente solucionables. Y aun así, apuesta por ti a pesar de los contratiempos. Eso solo lo hacen las personas excepcionales. Hace tiempo escribí estos versos:

Solo ella ha mirado
más allá de mis limitaciones.
Y eso me hizo invencible.

Digo también «excepcionales» porque ignoran lo que la sociedad les dice que hagan, que se alejen de una persona con discapacidad porque todo serán problemas. De hecho, se nos ve como asexuales o incapazmente sexuales incluso. Muchas veces me ha ocurrido que al ir con amigas —y no solo amigas— por la calle, a solas, he sentido las miradas de la gente. En una ocasión escuché que una señora le decía a otra: «Qué guapa es su enfermera». Y en otras, sobre todo si vamos bien arreglados, siento que nos juzgan porque parece ser la chica de compañía de esa noche.

Una vez estaba con una amiga en un bar de copas a las cuatro de la mañana de un martes (no voy a justificarme por ello, vivir de la comedia te permite ciertas licencias nocturnas) tomando algo y bailando y se me acercó un tipo que iba bastante perjudicado. Buscaba lo típico que buscan conmigo a esas horas de la mañana, sea el día que sea: chocarme el puñito, pulgar arriba, un «Vamos máquina»... Lo acepté y lo dejé estar. Total, otro más.

Al rato volvió y me hizo uno de los abordajes más surrealistas que me han hecho en mi vida.

Me agarró por los hombros y me dijo: «Tío, eres un grande. Nunca nunca te creas menos que nadie». Y zarandeándome, repitió varias veces: «No te creas menos que nadie». Para terminar con un: «Aunque sepas que lo eres, ¿eh?».

No puedo añadir ningún comentario al respecto porque la historia habla por sí sola. Pero es que el culmen sucedió minutos después cuando se acercó a mi amiga con ciertas intenciones y ante la pasividad y negativa de ella, el tipo me señala, la señala, me vuelve a señalar y le dice: «Y ¿te lo vas a follar?».

En todas estas ocasiones siempre me planteo eso en concreto, cómo se nos infantilizará a las personas con discapacidad como para vernos incapaces de tener relaciones sexuales si no es pagando. O peor aún, incapaces directamente.

Incluso yo mismo caí hace poco en algo similar y para mí ha supuesto una dosis de humildad y aprendizaje cuando vi a Álex Roca en televisión porque acababa de completar su primer maratón. Álex es un deportista con discapacidad que tiene una parálisis cerebral con un 76 por ciento de discapacidad física. Pues lo vi acompañado de una chica que hacía las labores de intérprete de lengua de signos durante la entrevista y por una broma que hicieron, pensé: «Qué graciosa la intérprete». Pues bien, a los pocos días vi en redes sociales una foto en la que celebraban que estaban recién casados. Y me hizo replantearme esos prejuicios que creía que no tenía, porque yo también caí en ese «Qué maja su enfermera» que tantos años llevo criticando.

Si una de las cosas más duras que he vivido fue la pérdida del ojo izquierdo, la cosa que más daño me ha hecho a nivel emocional ha sido una ruptura. Concretamente con la persona a la que más he querido y creo que la que más me quiso a mí. Se llama Gema y siempre diré que logró que me viese a mí mismo a través de sus ojos, me enseñó a quererme y respetarme y a aceptar mi físico tal como es. Yo tenía veinte años y ella veintiuno, y era una persona brillante, inteligente, dulce, divertida, madura, sensata... Lo tenía todo. O casi.

Nos había presentado un amigo común muy

cercano a mí. Desde el inicio todo fue muy sencillo y natural. Todo iba perfecto, una relación sana, madura, estable. Hasta que un día, mi amigo y mi novia se acostaron. Y yo la quería tanto que la perdoné. Pero ella decidió romper para irse con él, dejándome huérfano de novia y de amigo. Qué mejor guion para un melodrama poético. Así que, una vez más, mi poesía se volvió extremadamente prolífica y, en esta ocasión, sí, de mejor calidad.

Fue entonces cuando empecé a frecuentar más a menudo las *jam sessions* llenas de poetas que recitaban ñoñeces con la esperanza de no pasar la noche solos y de adolescentes que iban a leer su última entrada del diario, pero habiéndole dado antes al intro varias veces para que el texto pareciera que estuviese en verso.

Ahí fue cuando me hice habitual de un sitio —Aleatorio Bar— y me sentí parte de algo por primera vez. Coincidió que era el *boom* de la poesía en redes sociales. Yo iba a Aleatorio cada miércoles y me apuntaba en la lista como otras tantas decenas más —una vez recitaron cerca de cien personas—. Esperaba mi turno mientras escuchaba a unos y otros, o charlaba fuera con gente interesantísima de la que aprendí muchísimo. Y cuando me tocaba, saboreaba cada segundo de esos cinco minutos de gloria que te brindaban en cada micro abierto.

Empecé a cosechar mis primeros éxitos porque la gente me aplaudía, me felicitaba e incluso me invitaba a cerveza. ¿A qué chaval de veinte años obsesionado con dejar huella en los demás no le gusta eso?

Paralelo a esto, había empezado a hacer *stand up comedy* y descubrí lo efectivo que era aplicar estructuras y estrategias cómicas en mis poemas. Entonces no necesitaba un desengaño amoroso —real o ficticio— superdramático para escribir algo nuevo cada semana que mereciera la pena. Para conseguir esa atención que mi ego del artista requería solo tenía que ser ingenioso, ligeramente gracioso y un poco irreverente.

Solo en una ocasión
he llorado

más que cuando mi ex me dejó:
cada vez que se me acaba una cerveza.

(Madrid, 19 de mayo de 2016).

Y cada miércoles era un éxito. Y cada miércoles conocía a alguien casi más interesante que los anteriores. Y cada miércoles se acercaba un desconocido a felicitarme por mis poemas. Y alguna desconocida que también quería conocerme. Incluso llegó un momento en que había gente que venía con la intención de escuchar a los que siempre estábamos allí. Venían expresamente a escucharnos a nosotros y nos preguntaban: «¿Cuándo sales? ¿Te queda mucho?». Venían por nosotros, a escucharme a mí. Y ahí fue cuando me enganché al escenario y, lo que es peor, al éxito. Desde entonces ni he sido capaz ni he querido bajarme de allí.

Y eso que creo que el ego del autor que late dentro de los que vivimos de subirnos a un escenario es un arma de doble filo, porque es un animal hambriento al que hay que alimentar y que te ayuda a triunfar en lo que quiera que hagas. Sin embargo, también hay que mantenerlo firme para que no crezca tanto que se haga más grande que tú, se vuelva incontrolable y te vuelva gilipollas.

13

LA COMEDIA ES ALGO MUY SERIO

La commedia è finita.

RUGGERO LEONCAVALLO,
Pagliacci, 1892

El primer recuerdo que tengo de haber consumido comedia es a los cinco o seis años, cuando iba a natación a media tarde mientras escuchaba *Gomaespuma* en la radio. No quería bajarme del coche, no solo porque no quería nadar, sino porque quería seguir escuchando a aquellos señores que hacían lo que para mí era muy cercano a la magia a través de un aparato del tamaño de un ladrillo en el coche de mi padre. Me embelesaba aquello que salía por los altavoces del Ford. Y en ese momento despertó algo en mí que luego supe que sería el gusto por ser escuchado. Primero intenté saciarlo estudiando Periodismo y luego, definitivamente, en los escenarios.

Muchos años más tarde tuve la suerte de acabar de becario durante un tiempo en Onda Cero en el programa de Carlos Alsina, *Más de uno*. Jamás he madrugado tanto en mi vida. Me levantaba cada día a las cinco de la mañana para llegar a tiempo a la emisora y eso que lo segundo que más odio en esta vida es madrugar, posiblemente por detrás de un niño impertinente con una rabieta. Pero el madrugón me daba igual, porque yo era el chaval más afortunado del mundo. Todos los días iba a escribir guiones y a trabajar en lo que para mí era Disneylandia. Escribía chistes para algunos de los mejores cómicos del país y trabajaba mano a mano con un equipo espectacularmente ágil y talentoso. Juntaba mi pasión por la comedia con mi pasión por hacer algo que repercutiese en otras personas ¿Cómo iba a costarme levantarme de la cama?

De niño aprendí por mí mismo la idea de «broma» y el concepto de «chiste» de tanto ver comedia sin saber que lo era y de tanto hacerla, vivirla y escucharla en casa sin saber que lo hacía. Con la naturalidad con la que uno se come una mandarina. Ve a alguien hacerlo y lo acaba imitando.

Durante años, en mi casa fue una tradición de obligado cumplimiento viernes tras viernes: sentarse a ver Cruz y Raya. Quizá era mi momento favorito de la semana cuando era un crío. Sentarme con mi padre a reírme de lo que decían José Mota y Juan Muñoz el mismo día que había escuchado *Gomaespuma* por la tarde. Por eso y no porque empezase el fin de semana, desde luego.

Solo me han castigado dos veces en mi vida: una a los catorce años, por no poder sentarme a tiempo en mi pupitre, y otra alrededor de los diez años, por contar un chiste en clase. No sé de dónde o de quién lo aprendí y tampoco lo entendía muy bien, pero se lo conté a mis compañeros para hacerme el guay. Lo escuchó la profesora y, con razón, me castigó. El chiste en cuestión era algo así...:

> Van dos espermatozoides nadando y uno le dice a otro:
>
> —¿Queda mucho para llegar al óvulo?
>
> A lo que el otro responde:

—No veas si queda, si todavía vamos por la garganta.

Creo que puedo decir que esa fue la primera vez que coqueteé con la comedia y los límites del humor. Incluso lo recuerdo con cierta sensación de éxito por haber contado un chiste de mayores que ni siquiera yo comprendía. Luego me preguntan que por qué hago humor negro.

Ya un poco más mayor, como con diez o doce años, un buen día mi padre puso un disco en el coche que cambiaría mi vida para siempre. Escuché *Mastropiero que nunca*, vol. I y vol. II, de Les Luthiers y, como me ha pasado con tantas otras cosas —Sabina, Woody Allen—, me obsesioné. Me obsesioné y me escuché todo el repertorio que estaba disponible en YouTube. Incluso me lo descargué para poderlo escuchar desde el móvil. Y me lo aprendí por completo. Todavía a día de hoy, unos diez años más tarde, si me dan el pie de algún *gag* lo suficientemente reconocible de Les Luthiers, lo sigo sin ningún problema.

Hasta que unos pocos años después vinieron a

Madrid y mi padre me llevó a verlos en directo. Nunca había disfrutado tanto viendo nada en vivo. Jamás. Y qué bien se debían de sentir en el escenario todas las risas, los aplausos, los vítores y el cariño del público... Se me quedó eso ahí, sin saber que estaba, hasta que lo probé por mí mismo por primera, o más bien segunda, vez. Pero esa historia te la cuento más adelante.

Debo aclarar que, a pesar de admirar tanto a todos estos referentes, no concibo el concepto de «fan». Nunca he sido capaz de entender a esas chicas que iban a gritarles descontroladamente a los Beatles. Nunca he podido comprender por qué alguien llora cuando conoce a su ídolo. Pero sí tengo que mencionar a mis referentes y mis ídolos culturales; son cuatro: Les Luthiers, Joaquín Sabina, Woody Allen y Monty Python.

Y años después, la primera vez que hice comedia, no pude más que elaborar una amalgama de sus estilos para estrenarme y probar lo que hoy en día es mi pasión y profesión: la comedia.

Ahora sí, hete aquí la historia y el motivo por el que empecé a hacer comedia: por casualidad.

Tenía dieciséis años y estaba en primero de bachillerato en la rama de humanidades. Me apasionaban latín, griego, sintaxis y literatura. Y un buen día, la primera casualidad, alguien en clase preguntó que cómo podía apuntarse al proceso de selección de lo del papel que estaba colgado al final de la clase.

Yo, que ya había tenido mis problemas de vista y por eso me sentaba en primerísima primera fila, me acerqué en un descanso a ver qué era eso que estaba colgado en la pared, segunda casualidad, porque yo no iba a la parte de atrás nunca o casi nunca.

Y lo que anunciaba eran unas becas de la Fundación Telefónica para un curso de formación cultural y escritura creativa de la Escuela Contemporánea de Humanidades. Algo que al Felipe de entonces, que ya escribía poesía y acababa de ganar un concurso de la ONCE, le pareció una oportunidad increíble. Así que me apunté al proceso de selección.

Pasé la primera fase, una carta de presentación y un escrito sobre un tema, ahora no recuerdo si impuesto o de elección propia. Y me dijeron que ya me citarían para una entrevista presencial próximamente, tras la que se decidiría qué diecinueve alumnos de las decenas de solicitudes que habían recibido recibiría las becas.

Sin embargo, por aquella época me había ofrecido de voluntario —porque no había nadie más— para coordinar el encuentro europeo anual de jóvenes con osteogénesis imperfecta que organiza la Federación Europea de OI y que se celebraba ese año en España, en Cambrils. Y, oh, tercera casualidad, era justo el mismo fin de semana que las entrevistas presenciales para la selección de los diecinueve becados. Pero no podía dejar mi compromiso con la organización del evento.

La cuarta casualidad es que no sé si porque les di lástima, si les impresionó que un chaval de dieciséis años organizase algo tan grande o simplemente porque les di pena, recibieron de buen grado mis suplicas por e-mail para hacerme la entrevista otro día que yo estuviese en Madrid. Y la bordé, así que me cogieron. Esto no sé si contarlo como mérito o casualidad...

El caso es que, una vez más, me había metido en un embolado que implicaba madrugar los sábados. Pero al segundo o tercer día supe que había acertado apuntándome a aquella locura. No solo aprendí esas cosas que no te enseñan en la escuela —perdón por el tópico, pero fue literalmente así— sobre arte, cine, literatura, música, escritura, crítica literaria... Sino que todos los que estábamos allí éramos auténticos frikis de lo nuestro. Y cada uno de esos «lo nuestro» tenía un punto en común con los demás: las cosas que se hablaban en ese curso.

Un buen día, un compañero del curso, Alekos —quien ya os he dicho que fue mi compañero de monólogos durante mis primeros años—, vino y me propuso la quinta casualidad: «Oye, acabo de hacer un curso de escritura de *stand up comedy* y monólogos y tú eres gracioso... ¿Te paso los apuntes y te preparas algo para uno de los descansos del curso?».

Y lo hice.

Me preparé algo inspirado en los juegos de palabras de Les Luthiers y en los personajes absurdos de *Gomaespuma*. Hablaba de que me llevaba mal conmigo mismo y me hacía putadas sin yo darme cuenta. Cogí la idea de un *sketch* de *Gomaespuma*, pero prometo que el 90 por ciento de los chistes era mío. El resto, bueno, con algo tenía que asegurar la risa.

Un día, en un descanso de clase, lo probé delante de mis compañeros y creo que nunca había pasado más nervios y vergüenza en la vida. Pero funcionó. Era un público a favor, estaban comprados, pero funcionó. Y aquí la sexta y última casualidad: Alekos me invitó a participar en una gala benéfica en su instituto, el Colegio Gaudem, un centro preferente de alumnado sordo.

Y allí fui. A la actuación más difícil de mi vida, incluso peor que aquella en la que actué para dos españoles, tres franceses que no entendían nada de español, dos cómicos bebidos y/o drogados, mi padre, un amigo —que ambos se sabían mi material— y un perro diminuto que ladraba mucho y subió al escenario a montarme la pierna.

La que considero como mi primera actuación,

porque lo de hacerlo en el descanso de las clases durante el curso no cuenta, fue tal que así:

Madrid. Junio. Media tarde. El sol golpea con fuerza en el patio del Colegio Gaudem de Madrid mientras los niños gritan y corren entre las atracciones que ha instalado el centro porque, además, son las fiestas del colegio.

Mi primera vez. Nervios. Tensión. Un texto que, visto ahora, era nefasto. Todo el mundo desconocido, salvo mi padre. Yo creyéndome guay con gafas de sol y sombrero a lo Blues Brothers. Y nada de información sobre cómo sería el *show*.

Veo el escenario y es altísimo. Durante la mañana había estado perfecto por estar a la sombra, pero ahora, que empezaba a atardecer, obligaba a quien estuviese encima a tener el sol de julio literalmente de cara.

Más nervios. Llega el momento.

Subo y, en efecto, no se ve nada con el sol de frente. Además, hace un calor de mil demonios. ¿Por qué me habré puesto un sombrero de invierno? Empiezo a sudar antes de comenzar a hablar. Antes de arrancar, miro a mi lado y me percato de que tengo a una señora muy amable cerca. Pero ¿qué carajo está haciendo ahí?

Cuando empiezo a hablar, me doy cuenta de lo que pasa y recuerdo que estoy actuando en un colegio de inclusión para personas sordomudas. Es mi intérprete en lengua de signos. ¿Podrá encontrar gestos para todas las chorradas que traigo preparadas? Parece que sí, pero en un pequeño momento que le presto atención para comprobarlo pierdo el hilo, así que intento no hacerle caso. En uno de mis chistes digo la palabra «Pokémon» y la miro, asustado por cómo lo traducirá. Lo hace. Entonces digo una barbaridad —no recuerdo cuál— y añado: «A ver si eso lo puedes traducir». Tensión. ¿He sido gracioso o borde?

De hecho, ¿estoy siendo gracioso? Por culpa del sol no veo al público, que está de pie y desperdigado por el patio. Solo oigo mi voz y los ruidos de las atracciones de feria. Intento acabar cuanto antes y me bajo de ese infierno empapado en sudor y muerto de vergüenza. Me aplauden, pero no mucho.

Cuando me bajo me quedo pensando en cuánto de mal me habrá ido para apenas haber escuchado aplausos. Sube mi compañero y pide un aplauso para mí. Y entonces lo entiendo todo: no veía nada y esperé el sonido de aplausos, pero es que el gesto para aplaudir en lengua de signos no es aplaudir. Es mover las manos con la palma hacia afuera, como un niño diciendo hola.

Y en ese momento, después de haberlo pasado tan sumamente mal, empapado en sudor, sintiéndome como un idiota, ridículo y un poco cretino, pensé: «Qué horror, quiero repetir». Y desde entonces, no he dejado de hacerlo.

LO DE VIVIR

14

VIVO CON ESTO. VIVO DE ESTO

Nunca olvides qué eres, porque, desde luego, el mundo no lo va a olvidar. Conviértelo en tu mejor arma, así nunca será tu punto débil. Úsalo como armadura y nadie podrá utilizarlo para herirte.

TYRION LANNISTER
en *Juego de tronos* (1996),
de George R. R. Martin

Muchas veces pienso: no puedo ser más afortunado por dedicarme a lo que más me gusta y poder vivir de ello. Vivir de la comedia, del *stand up*, es para mí el sueño que nunca tuve. No sé cuánto de afortunado hay que ser para darte cuenta de que lo que estás viviendo es exactamente lo que se va a convertir en tu sueño, en lo que quieres ser de mayor.

Porque no soy más feliz en ningún sitio que haciendo reír en un escenario.

Según escribo esto, han pasado ya nueve años desde aquel día en el Colegio Gaudem. He tenido cuatro micros abiertos de comedia, tres compañeros cómicos, cuatro *shows* diferentes compartidos con alguien y uno individual, estoy escribiendo el siguiente, tengo miles de seguidores en redes sociales, he actuado en muchas ciudades de España e incluso en Dublín y he escrito este libro que estás leyendo. Si esto me lo hubieran dicho hace diez años, no me lo habría creído ni aunque me hubiesen pagado. Quién sabe lo que espera a la vuelta de la esquina, pero lo que sí es seguro es que, sea positivo o no, algo nos aguarda cuando llegamos allí.

Creo que ahora que has llegado hasta aquí es el momento de responder a una pregunta que me han hecho muchas veces. ¿Por qué haces un humor tan oscuro, tan ácido, incluso sobre ti mismo?

Pues porque si no me tomo todo lo que me ocurre y me ha ocurrido con humor, habría muerto por una úlcera de estómago hace años. Si no me tomo con humor que en cualquier momento me puedo romper algo, me muero del asco. Si no me tomo con humor que me paren por la calle para decirme que «Jesús también me ama», habría matado a alguien ya. Si no me tomo con humor que la discapacidad sea un hándicap claro a la hora de conocer a una posible pareja y que decida apostar por la relación, viviría solo, amargado y aislado del mundo.

Porque la comedia es una ecuación muy sencilla: verdad y dolor + tiempo. Compartir el dolor personal con el público y que se vea y se note que es la pura verdad es la clave para un buen chiste. Pero, claro, para poder hacerlo necesitas haber asimilado y superado lo que ahora es el objeto de tu chiste. Por eso este capítulo empieza con esa frase de Tyrion Lannister, porque si asumes tu verdad hasta el punto de lograr superarla, no solo nadie podrá hacerte daño al recordártela, sino que además podrás hacer reír a la gente gracias a ella.

Otra pregunta habitual, y posiblemente la que más me gusta, es con qué cosa de la comedia me quedo. Y lo cierto es me quedo con muchas cosas. Con el público, porque da de comer a ese ego del artista, que es una fiera siempre hambrienta que reclama atención pero que, a su vez, hay que alimentar con cuidado para que no se haga más grande que nosotros mismos y dejemos de poder controlarla.

También me quedaría con la sensación que uno tiene cuando está ahí arriba y tiene a saber cuántas personas escuchándote, dedicándote unos minutos o incluso una hora de su tiempo a ti para que las hagas reír. Te regalan dos cosas que no vuelven nunca: su tiempo y su risa. Y estar ahí arriba y ser consciente de eso es indescriptible.

Por último, si tuviera que quedarme con una sola cosa de la comedia, es su capacidad de renovarse día tras día. Odio la palabra «resiliencia» porque creo que ya ha perdido su sentido en detrimento de un concepto *happy flower* de superación personal ficticia. Pero lo que me ha enseñado la comedia es que todo pasa. Disfruta de una buena actuación mientras la haces y también, cuando te bajes del escenario, alimenta tu ego del artista. Pero a la mañana siguiente será un día nuevo y tendrás que volver a hacer reír a quien venga a verte sin que valga de nada la actuación de anoche. Y lo mismo cuando vaya mal; analiza por qué ha salido así, permítete estar disconforme contigo mismo esa noche, pero a la mañana siguiente será otro día. Otro día para tener una nueva actuación que vaya bien. Porque al final, las cosas buenas y las cosas malas acaban pasando, queramos o no.

Como ocurre con mis fracturas. Las llevo mucho mejor desde que hago comedia. Porque sí, romperse es doloroso, romperse hace que el tren en marcha frene de golpe, romperse te deja semanas o meses en el dique seco. Pero también eso va a pasar y en unos meses volverás a estar recuperado y podrás retomar tu vida con normalidad. Porque para casi todo hay un día siguiente en el que no cuenta lo anterior y en el que tenemos la oportunidad de hacer las cosas bien. Cada vez que un mal día —o bueno— acaba, empieza uno en el que todas las posibilidades están por ocurrir.

LO DE LA OSTEOGÉNESIS IMPERFECTA. DIARIO DE UNA FRACTURA

15

COITUS FRACTURUS INTERRUPTUS

Muchos años después, frente al pelotón de fusilamiento, el coronel Aureliano Buendía había de recordar aquella tarde remota...

GABRIEL GARCÍA MÁRQUEZ,
Cien años de soledad, 1967

25 de abril de 2023

Escribo esto con la punzada de pánico que debe tener uno bajo la certeza de saber que inevitablemente, al alba, se verá las caras con su pelotón de fusilamiento. No quiero que me tomes por dramático, pero es como mejor puedo describir la acidez y la presión estomacal que me provoca el pensar que en apenas diez horas entraré en quirófano por decimosexta vez en mis veintiséis años de vida.

Me he roto la rótula izquierda y el húmero derecho.

Por eso este capítulo se llama así. Porque la osteogénesis imperfecta ha pulsado el freno de emergencia en marcha, interrumpiendo mi vida, durante veremos cuántas semanas, una vez más.

Se paró el calendario de actuaciones (Valencia, Pamplona, Granada, Sevilla y Madrid mediante), se paró la boda de Emma, se paró aquella entrevista y aquel par de viajes que tenía planeados, se paró la independencia —en todos los sentidos—, se paró aquella cita, la casa rural y el concierto de Sabina, se paró celebrar mi vigesimoséptimo cumpleaños —como también ocurrió con el vigesimosexto—, se paró ganar dinero con el que pagar las facturas.

Se paró todo.

La vida te da siete vueltas de campana en una milésima de segundo y tú solo puedes verte desde fuera, como en un sueño, intentando disimular la cara de idiota que se te queda al no comprender nada. Ni cómo, ni qué, ni cuándo, ni hasta dónde, ni mucho menos por qué.

Y todavía doy gracias. Porque me falló la rodilla bajando las escaleras de una boca de metro y como iba agarrado a la barandilla y apoyado en el bastón, no me caí por las escaleras. Pero claro, toda esa fuerza para no caer que hice con el brazo derecho me acabó rompiendo el húmero con la torpeza y la oblicuidad del que parte un puerro por primera vez: un corte casi limpio, certero y en diagonal.

Escribo esto dejando de lado la parte de este libro a la que le estaba dedicando mi tiempo y saltándome totalmente el orden y la organización previstos tecleando en el portátil de forma errática y torpe con la mano izquierda. Sigo frente a la pantalla con dolor de rodilla, de brazo, de hombro, de espalda y de cuello.* Escribo con una mano invisible retorciéndome el estómago por la cirugía de mañana. Pero lo hago ahora porque es el momento y porque la mejor manera de contar qué es la osteogénesis imperfecta es con la mayor honestidad e inmediatez posibles para tratar de que se comprenda el prisma con todas sus caras.

* Agrego que acabé también con dolor de dedos, muñeca y ojos. Pero que después, dormí como un bendito.

Y también tengo otros dos motivos más. Primero porque estoy enfadado con el mundo. Porque por mil veces que nos digan que la vida es así de injusta, no lo vamos a entender mejor. De nuevo, tres preguntas han vuelto a mí para taladrarme la cabeza desde que me rompí: ¿por qué ahora?, ¿por qué esto? y, la más recurrente, ¿por qué a mí? Si esto fuera una película cutre sonarían con eco y reverberación dichas por una voz en *off* mientras yo miro a la nada fingiendo que pienso en todo.

Y las tres preguntas tienen tres respuestas lógicas, pesadas como tres losas de mármol. ¿Por qué ahora? Porque no puedes controlar cuándo. ¿Por qué esto? Porque podría haberte tocado algo mucho peor. ¿Por qué a mí? Pues..., pues porque sí.

Pero claro, ninguna de ellas me sirve ahora. Es posible que me valgan en unos días o semanas, pero ahora no.

Y el segundo motivo por el que estoy aquí sentado ahora es todavía más intangible y visceral, y espero poder expresarlo correctamente: tengo miedo. Un miedo irracional más antiguo en mí que yo mismo. Estoy asustado, agazapado en la esquina de una madriguera enclenque y sucia mientras una vieja conocida me apunta a los ojos con su potentísima linterna una vez más. Y van cuarenta y siete.

Cuando uno habla de miedos intangibles con otra gente, muchas veces piensa en alguna fobia extraña o incluso en el miedo a la muerte. Pero esto no va de eso. Aquí tienes miedo a todo lo que va y puede ocurrir y a lo que no va ni puede suceder. Temes a un enemigo que no es que sea desconocido, porque lo conoces muy bien. Aquí temes a un enemigo que lo es todo, que ocupa y pudrirá tu futuro espacio-tiempo más cercano de manera inevitable.

De pequeño recuerdo intentar explicarles a mis padres este terror absoluto diciendo que tenía «miedo al miedo». Y creo que mantengo la afirmación a día de hoy.

También está todo ese amplio abanico de miedos satélites que pululan sobre mi cabeza como un comando de ruidosos Alas X de *Star Wars*. Ahí están el miedo —pánico— al dolor, a que las cosas no salgan bien, a qué carajo voy a hacer las próximas semanas sin poder moverme, a la soledad, los miedos inherentes a cualquier cirugía como problemas con la anestesia, riesgos, complicaciones...

Estoy acojonado y frustrado. Y lo peor es que ya he estado así de acojonado y frustrado muchas veces. Sé que no existe remedio para ello salvo dejar pasar los días.

Así que creo que es lo que voy a hacer.

16

DE NUEVO, PEDALEANDO

Hoy tengo un día de esos
en que mandaría todo a hacer puñetas.

LUIS EDUARDO AUTE,
«Imán de mujer», 1995

2 de mayo de 2023

Ya han pasado unos días. Ya he dado las primeras pedaladas para subir otro puerto de montaña más. Son las que causan más dolor a las piernas y en gran parte dependes de ellas para coger estabilidad sobre la bicicleta. Me han operado del húmero derecho y he vuelto a casa después de cuatro días en el hospital. Me han puesto tanto metal dentro del brazo que creo que puedo sintonizar Radio María con él.

Tengo totalmente nubladas las primeras cuarenta y ocho horas de después de la operación.

Supongo que haber estado casi dos días hasta el culo de morfina y escribir después sobre ello me acerca todavía más a ese ideal de escritor romántico, herido y atormentado que quería ser de joven. Pero ya os dejé una buena dosis de pesimismo existencialista en el capítulo anterior.

Aunque cuando leas esto habrá pasado a saber cuánto tiempo, quiero que sepas que ya estoy un poco mejor. Ya sí me creo las respuestas lógicas a las tres preguntas que todavía hoy siguen zumbando en mi cabeza: ¿por qué ahora?, ¿por qué esto? y ¿por qué a mí? Pues porque me ha tocado y no hay vuelta de hoja.

Mi situación actual es quedarme postrado en la cama, intentando matar el tiempo con series y películas, leyendo la autobiografía de Woody Allen, escuchando mucha radio y podcasts y con una pereza descomunal a responder todos los mensajes de las redes sociales en los que me preguntan cómo ha ido, cómo estoy y qué ha pasado.

No me malinterpretes, los agradezco mucho y me hacen sentir el apoyo de mis amigos y mi familia —y de desconocidos muy majos preocupados por mí y mi salud—. Pero he redactado tres mensajes tipo, uno para cada una de las tres preguntas que me hace la gente. Espero que si me escribiste no te ofenda mi *modus operandi*, pero con una mano no doy para más.

3 de mayo de 2023

Me ha escrito por Instagram el conductor de la ambulancia que me llevó a urgencias para preguntarme en qué quedó el susto y cómo me encontraba. Qué majo. Me reconoció y hasta casi acertó el nombre de mi *show* de monólogos: *El odio viene en frascos pequeños*. Me dijo que había estado a punto de ir en un par de ocasiones: «Era algo como *El odio va en botellines*, ¿no?». Y casi me gusta más que el título original, oye.

Invité a los tres que vinieron en la ambulancia a verlo para agradecerles su trabajo. No todo el mundo escucha al paciente cuando te dice: «Por favor, con cuidado», y ellos hicieron un excelente ejercicio de paciencia conmigo.

En general todos —o casi todos— los profesionales sanitarios son excelentes profesionales, valga la redundancia. Desde las tres personas de la ambulancia que me recogió en las escaleras del metro hasta el último celador que me acompañó a coger la otra ambulancia que me trajo a casa definitivamente, pasando por la doctora Bueno (mayor especialista en activo en osteogénesis imperfecta), la auxiliar y el celador que también me reconocieron por los *shows*, los radiólogos o las auxiliares y enfermeras que me han tratado estos días.

Solo recuerdo gilipollas* puntuales en sanidad. Una vez me rompí la pelvis estando de vacaciones con amigos en Zahara de los Atunes, a escasos metros de la casa donde moriría Javier Krahe apenas unos días después. Al salir de un jacuzzi, me resbalé con el agua que había en el suelo. Hasta aquí voy a leer sobre cómo fue aquello.

El caso es que cuando llegué al hospital, un señor para nada amable me abroncó y me echó en

* ¿Se puede decir «gilipollas» en un libro?

cara que «por qué no había cogido un taxi a Madrid», que en ese hospital «no sabían ni iban a tratarme». Increíble recibimiento. Como decía, en todos sitios hay hijos de puta.*

Pero insisto, el 99,9 por ciento de los sanitarios y personas que trabajan en sanidad son excelentes profesionales. Y son ellos, con su sudor y su esfuerzo, los que sostienen algo tan imprescindible como la sanidad pública. Su problema es la desmantelación y el poco cuidado del sector del que hacen gala los que están arriba.

Porque a mí la sanidad pública me ha salvado la vida. Literalmente. Y en varias ocasiones.

No sé cuántas hipotecas tendrían mis padres para que yo tuviera una décima parte de la calidad de vida que tengo ahora si no tuviéramos sanidad pública.

Y la realidad es que todos acabaremos necesitando cuidados sanitarios antes o después, porque la enfermedad y la vejez nos llegan a todos

* ¿Se puede decir «hijo de puta» en un libro? ¿Ni aunque lo fuera?

(salvo que te mates en el acto en plenitud física y mental y no hayas tenido mocos en tu vida). Y aunque no seamos nosotros, alguno de nuestros padres, hermanos, abuelos... acabará cayendo enfermo y agradecerás haber pagado impuestos tanto tiempo si a cambio les salvan la vida y no te hipotecas para ello.

Desde aquí quiero pedirte una cosa a ti, que has decidido leer este libro y has llegado hasta aquí: me da igual tu ideología, me da igual a quién hayas votado o vayas a votar, me da igual si no has pisado un centro de salud en tu vida, pero por favor, lucha y defiende siempre la sanidad pública.*

5 de mayo de 2023

Hoy he logrado sentarme en el váter por primera vez desde que me rompí. Un pequeño paso para cualquiera, un gran paso para mi salud intestinal.

* Si luego quieres desollar mapaches en el sótano o lo que sea para compensar, de acuerdo, pero defiende la sanidad pública.

Lo peor de una fractura son tres cosas, principalmente. Una, el dolor. Irá menguando hasta desaparecer, pero es bastante difícil de prevenir los primeros días por mucho analgésicos que tomes. Aparece con cualquier movimiento que hagas, por mínimo que sea, y algo que suele ocurrir las primeras noches es que te tienes que hacer a la idea de dormir totalmente quieto en una postura que no siempre es cómoda. Además, a mí se me vuelven recurrentes las pesadillas donde me caigo, con lo que te despiertas de un salto y el dolor es brutal.

Segundo problema: ¿en qué invertir —o gastar— todas esas horas que te quedan por delante guardando reposo? Porque te aseguro que no hay libros, series, películas o podcasts suficientes para llenar... dieciséis horas al día durante al menos un mes... Son cuatrocientas ochenta horas como mínimo, por muy interesantes que sean.

Además, no se para el mundo. Solo te paras tú. No quiero sonar frívolo, pero los meses que toda la humanidad estuvo metida en sus casas por la COVID-19 los disfruté en cierta medida. Llegó algo para lo que yo llevaba toda la vida, fractura tras fractura, preparándome: estar encerrado en casa mientras todo se para. No hay clases, ni se va a trabajar, ni hay fiestas, estrenos de cine, conciertos o cenas con amigos. No hay nada de eso.

Con la enorme diferencia de que no lo había para nadie; a todos se nos había detenido el mundo. Todos querían hacer videollamadas, jugar videojuegos online, montar podcasts o incluso intercambiar libros. La gente no tenía que hacerme un hueco en su agitada agenda para verme, llamarme o jugar online a algo juntos. La gente estaba igual que yo o, bueno, peor. Era su primer encierro en casa mientras que yo llevaba más de treinta.

Con una fractura es diferente. La vida ahí fuera sigue. La gente sigue haciendo cosas que yo daría un brazo —el roto en este caso— para poder hacer. Las fiestas se celebran sin ti, los *shows* de comedia se hacen sin ti, la gente va al cine, se conoce, discute, se enamora, enferma o se muere sin ti. Y no te puedes sentir molesto con ellos como cuando con quince años no te invitaban a un botellón o a una fiesta. Lo hacen sin ti por tu propia incapacidad. Diría incluso que si lo hacen sin ti es «por tu culpa». O bueno, por culpa del cosmos o lo que quieras.

Y luego, por mucho que lo intentes, no podrás ponerte al día. Hay anécdotas que solo ocurren una vez en la vida, ya fue su momento. Y tú no estabas. Por eso cuando estoy en condiciones óptimas de salud, casi nunca digo «no» a las cosas y casi siempre soy el último en marcharme. Porque quién sabe cuando volveré a romperme, mi vida se parará de nuevo y volveré a perderme cosas.

Y la tercera cosa peor de romperse algo —no necesariamente en este orden— es que entras en un estado de dependencia total. Por eso he empezado esta entrada a esta especie de diario celebrando poder sentarme en el retrete. Aunque necesite ayuda para llegar hasta él, para sentarme y para alguna cosa más que no voy a detallar, ese pequeño pasito me acerca a la independencia y a retomar mi propia normalidad.

Cuando hablo de dependencia me refiero a —casi— todo.* Para asearte, para hacer tus nece-

* Recuerda que esta vez hice doblete de fracturas: brazo derecho y pierna izquierda.

sidades, para moverte de la cama a la silla de ruedas y de ahí al sofá e incluso para sentarte en la cama, para rellenar un vaso de agua, para comer una hamburguesa con las dos manos, para que te alcancen cualquier cosa... No le deseo ni a mi peor enemigo necesitar un clínex y no tenerlo al alcance de tu mano.

Y todo esto pasa factura psicológica, desde luego... No aprendes, pero te resignas a convivir con la frustración de no valerte por ti mismo ni para ir a mear. Siempre he admirado la entereza con que muchas personas con enfermedades degenerativas afrontan su futuro, ese estoicismo del que hacen gala al menos de puertas para fuera.

Así que sí, hoy celebro la pequeña victoria de poder ir al baño porque ya queda menos para recuperar mi vida normal. Ojalá alguno de los que leáis este libro lleguéis a esta parte sentados en el trono. Sería una manera muy poética de cerrar este capítulo.

17

A RODAR

Y ese cristalito roto,
yo sentí cómo crujía,
y antes de caerse al suelo
ya sabía que se rompía.

ROSALÍA,
«Malamente», 2018

6 de mayo de 2023

Cada 6 de mayo se ¿celebra?* el Día Mundial de la Osteogénesis Imperfecta. También se conoce como Wishbone Day, es decir, día del hueso de los deseos. No es que todas las personas con esta enfermedad tengamos un sentido del humor retorcido, es que así se conoce en Estados Unidos al hueso fúrcula de las aves, el que tiene forma de horquilla que une las dos clavículas del animal.

* Me ocurre cada año que no sé si usar la palabra *celebrar* o desear *feliz día* a las personas con OI es lo más... acertado.

Pues por lo visto, en Estados Unidos es habitual que en Acción de Gracias dos personas agarren el hueso del pavo cada uno por un extremo y lo partan. El que se queda el pedazo más grande tiene la potestad de pedir un deseo. Si yo hubiera pedido uno por cada hueso partido, tendría de todo. O bueno, más bien habría tenido una sola fractura y ya está.

El motivo de que se celebre el 6 de mayo es que así se acordó durante la Conferencia Australiana de Osteogénesis Imperfecta de 2008, que casualmente tuvo lugar en mayo. Si hubieran esperado cinco días, podrían haber usado como excusa que es mi cumpleaños y estos párrafos tendrían mucho más caché.

El principal objetivo de este día es dar visibilidad a esas una entre diez mil personas que hemos nacido con osteogénesis imperfecta. Se organizan charlas, eventos, paneles y puestos informativos, entrevistas y diferentes actividades con la intención de que se conozca la patología, *a priori* quedando en segundo plano el fin recaudatorio.

Con esto no quiero decir aquí que el dinero no sea imprescindible para las diferentes organizaciones y asociaciones de personas con osteogénesis imperfecta. En España hay tres que viven, principalmente, de subvenciones gubernamentales: AHUCE (Asociación de Huesos de Cristral de España), Fundación AHUCE, cuyo objetivo principal es financiar y desarrollar proyectos de investigación, y AMOI (Asociación Madrileña de Osteogénesis Imperfecta).

Ya he hablado en este libro de la importancia asociativa para la persona con OI, pero mucho más imprescindible es el servicio que prestan, como el de los trabajadores sociales. Para alguien con huesos de cristal no solo es importante el tratamiento médico, sino también el fisioterapéutico y el psicológico. Un pilar en mi calidad de vida cuando estoy sin fracturas es la fisioterapia, me permite no tener —tantos— dolores y fortalecerme a nivel muscular, y estes es un servicio que la Seguridad Social no proporciona salvo que te estés recuperando de una lesión.

Y huelga decir lo importante que es el asesoramiento psicológico en pleno *boom* de la defensa de la salud mental. Imagina ser diferente sin que puedas cambiarlo y que, además, tengas que lidiar con un estigma social que todavía está clavado en el subconsciente de la gente.

Que me han interpelado en un autobús para que me quitase los auriculares y decirme: «Jesús también te ama». ¿Cómo que «también», señor desconocido que me acaba de abordar sin venir a cuento?

Empezaremos a avanzar en lo que a capacitismo se refiere cuando a la gente no le asalte la duda de si «lógicamente yo perdí la virginidad con una prostituta». Sí, no te escandalices, porque esto me lo han preguntado con la intención de confirmar lo que creían obvio.

Y en la mayoría de las ocasiones son prejuicios y actitudes capacitistas que surgen desde la mejor de las intenciones. No creo que mi amiga C. V. se enfade si cuento que una vez, terminada la carrera, me confesó que el primer día de clase, cuando pregunté algo bastante coherente y acertado a la profesora de Lengua Castellana, ella pensó: «Uhm, pero qué bien habla para lo malito que está». ¡Y ojo, que C. V. y yo somos muy buenos amigos! Pero los prejuicios los llevamos debajo de la piel y no es fácil sacárselos.

Yo mismo, la primera vez que asistí a un evento juvenil de la ONCE, no quería ir y fui obligado. Pensaba que los ciegos no eran lo mío. El acuerdo fue que yo iba, hacía el esfuerzo de conocer gente y me volvía a casa a cenar. Pues bien, me acabé quedando a dormir y esas amistades me cambiaron la vida. Y no es una frase hecha, de verdad me hicieron ver la vida con otros ojos.*

A lo que iba. Hasta las personas con discapacidad tenemos nuestros propios prejuicios y barreras capacitistas frente otros, así que imagínate con nosotros mismos. Por eso la salud mental es tan importante para quienes padezcan alguna patología o discapacidad, y puesto que a fecha de 2021 había unos tres mil psicólogos en la Seguridad

* He sido incapaz de evitar usar esa frase dado el caso. Pido disculpas por el chiste fácil. Seguro que *lo viste venir*.

Social, es un servicio que se ven obligadas a cubrir otras entidades como las asociaciones de personas con patologías.

Pues para estos discursos sirven días como el 6 de mayo —Wishbone Day— o el 28 de febrero, Día de las Enfermedades Raras —y de Andalucía (no haré chiste)—, para que se sepa qué es una patología de baja prevalencia como la osteogénesis imperfecta, para dar a conocer la calidad de vida de los afectados y sus necesidades y para reivindicar que estas sean cubiertas en la mayor parte posible por las instituciones gubernamentales pertinentes.

16 de mayo de 2023

Hoy he dado mis primeros pasos después de casi un mes. Parecía Bambi recién nacido si lo interpretase El Langui estando totalmente borracho, pero los he dado. Es increíble cómo la perspectiva del mundo cambia al ponerte de pie después de tantos días. Ver el suelo tan lejos —ni que fuera yo Pau Gasol— impresiona. Y joder, cómo lo agradece el culo. Cuando pasas tanto tiempo sentado, no sabes que te duele hasta que deja de dolerte.

Han sido diez metros escasos, de mi cuarto al salón apoyado en la silla de ruedas y en mi madre, pero he vuelto a caminar. Ahora me duele la rodilla y se me ha inflamado, nada que los analgésicos y el hielo no puedan solucionar.

Actúo en una semana y no creo que llegue a tiempo para caminar hasta un taburete en el escenario. Tendré que volver a actuar en silla de ruedas y lo detesto. Digo «tendré que volver» porque ya pasé por eso hace un año (en 2022) cuando me rompí la pelvis. Y digo que lo detesto porque la silla te quita movilidad, gesticulación y agilidad. Estás ahí clavado sin poder moverte, intentando hacer reír al público con chistes con los que antes me agachaba para contarlos, por ejemplo.

Pero qué ganas tengo de volver. Creo que no soy tan feliz con nada salvo cuando me subo al escenario. En todo este mes no he podido ver nada relacionado con los monólogos y el *stand up comedy* porque me entraba mono y no podía actuar. Pero en una semana tengo un *show* y estoy acojonado. Ni siquiera me puse tan nervioso cuando volví a tener relaciones sexuales mucho después de dejarlo con mi ex. No lo puedo evitar y lo disfruto, la verdad.

22 de mayo de 2023

Hoy me han quitado la escayola del brazo. Todo marcha según su curso, aunque debo seguir teniendo cuidado y llevar el cabestrillo. Pero me parecía justo que tú, que me has acompañado durante este último mes, supieras que todo está bien.

Ahora quedan unos meses largos y tediosos de recuperación, aunque ya retomando la normalidad. Mi fisioterapeuta estima que se tardan unos seis meses en volver a recuperar en un buen porcentaje la forma física previa a una fractura.

Creo que es una buena forma de cerrar este

capítulo y este *Diario de Bridget Bones*. Y como dicen los ingleses... *Break a leg!*

29 de mayo de 2023

Actué ayer y anteayer y todo fue bien. Solo quería que lo supieras. El mundo vuelve a girar. Gracias.

EPÍLOGO

> Me llamo Kvothe. Quizá hayas oído hablar de mí.
>
> PATRICK ROTHFUSS,
> *El nombre del viento*, 2007

Todavía no me creo que hayas llegado hasta aquí. No me creo todo el proceso que ha ocurrido hasta que has acabado de leer este libro. Pero aquí estamos. Supongo que al final sí que hicimos ese *match* que te proponía al principio, porque me has acompañado en estas más de doscientas páginas. Creo que no me equivoco si te digo que has sido la persona con la que más me he sincerado en mucho mucho tiempo.

Este libro ha sido un viaje hacia detrás y hacia

delante, pero sobre todo hacia dentro. He descubierto cosas de mi vida que desconocía, me he sincerado con las que no quería reconocer y he expuesto algunas como el que pone las tripas de su presa sobre la mesa.

Quiero agradecerte a ti, que has leído esto. A E., José María, José M., Rosa y Montse por aceptar un café —o una cerveza— conmigo y ayudarme a construir mi propia verdad sobre mí mismo. A mi familia, los que siguen y los que ya no están, porque sin ellos no habría llegado hasta aquí con la cordura necesaria. A mis tres hermanas, porque fueron las primeras que me enseñaron a no sentirme solo. Y a mis padres. A Pipe y Carmen, por ser tan valientes y sostenerme cuando ni yo mismo podía o sabía cómo hacerlo, por cuidarme incondicionalmente y creer en mí en todas y cada una de las circunstancias. Porque no solo me dieron y salvaron la vida, sino que también me han enseñado a vivirla con todo lo que esté por venir.

Cómico, escritor, guionista, poeta. Mamarracho y beodo. He amado por encima de todas las consecuencias. He perdido un ojo y medio en la batalla. Tengo cuarenta y ocho cicatrices en los huesos y doce en la piel. No fui a mi viaje de fin de curso. Soné en la radio. Me subí a un escenario y fui incapaz de volverme a bajar. Fui feliz. Y ahora, he escrito este libro.

Me llamo Felipe Mateos.

Gracias por querer oír hablar de mí.

Felipe Mateos